MADHURI LANDGE
BHAGYASHRI JADHAV

Withania somnifera (L.) Dunal : Uma planta terapêutica

MADHURI LANDGE
BHAGYASHRI JADHAV

Withania somnifera (L.) Dunal : Uma planta terapêutica

Withania somnifera (L.) Dunal : Uma visão geral das moléculas bioactivas e Propriedades Medicinais

ScienciaScripts

Imprint

Any brand names and product names mentioned in this book are subject to trademark, brand or patent protection and are trademarks or registered trademarks of their respective holders. The use of brand names, product names, common names, trade names, product descriptions etc. even without a particular marking in this work is in no way to be construed to mean that such names may be regarded as unrestricted in respect of trademark and brand protection legislation and could thus be used by anyone.

Cover image: www.ingimage.com

This book is a translation from the original published under ISBN 978-620-7-64971-6.

Publisher:
Sciencia Scripts
is a trademark of
Dodo Books Indian Ocean Ltd. and OmniScriptum S.R.L publishing group

120 High Road, East Finchley, London, N2 9ED, United Kingdom
Str. Armeneasca 28/1, office 1, Chisinau MD-2012, Republic of Moldova, Europe
Printed at: see last page
ISBN: 978-620-7-73789-5

Withania somnifera (L.) Dunal : Uma planta terapêutica

Withania somnifera (L.) Dunal : Uma visão geral das moléculas bioactivas e das propriedades medicinais

RESUMO

Withania somnifera é uma planta terapêutica excecionalmente extraordinária, investigada por vários quadros restauradores universais como Ayurveda, Siddha e Unani. É regularmente conhecida como Ashwagandha, ginseng indiano e cereja de inverno, e regista as suas possíveis propriedades restauradoras na Farmacopeia Ayurvédica da Índia e na Farmacopeia Siddha da Índia. A espécie Withania pertence à família Solanaceae e inclui cerca de 60 espécies, entre as quais a W. somnifera e a W. coagulans são muitas vezes referidas na Ayurveda. O Ashwagandha é um tesouro de um conjunto de metabolitos de grande alcance, como esteróides, flavonas, alcalóides, amidos, glicosídeos, saponinas, taninos, terpenóides e cumarina. Oito polifenóis únicos (cinco ácidos fenólicos, vanílico, benzoico, p-cumárico, gálico e corrosivo siríngico, e três tipos de flavonóides, naringenina, catequina e kaempferol) foram contabilizados a partir de Ashwagandha. Cada pedaço desta planta contém um arranjo de vários metabolitos, e os focos de metabolitos mudam entre os diferentes quimiotipos. A Ashwagandha tem sido utilizada para uma variedade de doenças desde há bastante tempo por estruturas terapêuticas convencionais. Tem sido utilizada para uma série de doenças como diabetes, fraqueza, dores nas articulações e irritações relacionadas com a artrite reumatoide, alguns tipos de convulsões, as corridas, dermatites e mordidelas de insectos e utilizada de forma única no tratamento de problemas apreensivos. O significado de Ashwagandha em medicamentos restauradores atraiu a consideração de um enorme número de pesquisadores; posteriormente, vários ensaios foram feitos, que verificaram as propriedades curativas de Ashwagandha. Além disso, estão a ser feitos esforços para as metodologias de reprodução através da criação tradicional, bem como procedimentos de cultura de tecidos de plantas e mudança de qualidade para melhorar o conteúdo de withanolide. Esta parte dá um amplo conhecimento sobre as diferentes perspectivas como apresentação fundamental, caraterização, representação orgânica, átomos bioactivos, propriedades restauradoras e itens industrialmente acessíveis. Além disso, esta secção retrata as poucas abordagens de reprodução para melhorar os itens de withanolide em Ashwagandha.

PALAVRAS-CHAVE: Ashwagandha , Withania somnifera , Propriedades medicinais, Compostos bioactivos , Efeitos farmacológicos , Melhoria do teor de withanolide

INTRODUÇÃO

Withania somnifera (W. somnifera) é uma planta excecionalmente crítica utilizada em várias estruturas terapêuticas convencionais como Ayurveda, Siddha e Unani. Ashwagandha, o nome normal de W. somnifera, encontra-se na Farmacopeia Ayurvédica e Siddha da Índia [1]. A utilização de Ashwagandha pelas suas propriedades restauradoras foi ensinada por Punarvasu Atreya há já algum tempo. A Ayurveda retratou Ashwagandha como uma especiaria rasayana, ou seja, uma especiaria que tem uma ação hostil ao amadurecimento e pode restabelecer a energia através da expansão da força e resistência reais. Além disso, a rasayana ajuda a desenvolver a memória e o conhecimento e alivia a pressão [2]. As famosas obras literárias indianas, como Charaka Samhita e Sushruta Samhita, valorizaram o significado de Ashwagandha para o tratamento da fraqueza, agravamentos relacionados com a dor articular reumatoide e numerosas doenças diferentes. Ashwagandha é regularmente utilizado na Índia como um tratamento caseiro para reduzir o tremor das mãos e apêndices de indivíduos idosos. É também uma mosca espanhola extremamente poderosa. É utilizado para criar vários arranjos restauradores, quer sozinhos ou em mistura com diferentes especiarias, para diferentes tipos de problemas ansiosos também. As folhas de Ashwagandha são valiosas no tratamento de uma vasta gama de feridas na pele, bolhas, alargamento, úlceras, desenvolvimento de corrimento e irritação [3].

Classificação taxonómica

O género Withania está classificado na família Solanaceae e inclui cerca de 60 espécies de plantas, entre as quais a W. somnifera e a W. coagulans são frequentemente mencionadas na Ayurveda. A classificação taxonómica do Ashwagandha é a seguinte

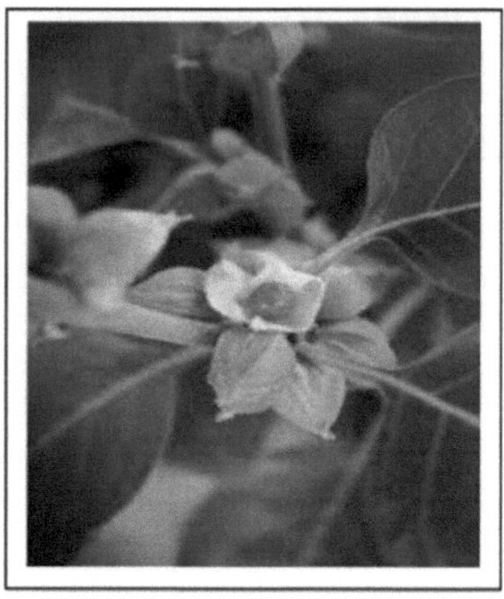

Figure 1: Withania somnifera

Reino: Plantae

Sub-reino: Traqueobiontes

Superdivisão: Spermatophyta

Divisão: Angiosperma

Classe: Dicotiledóneas

Ordem: Tubiflorae

Família: Solanaceae

Subfamília: Solanoideae

Tribo: Physaleae

Subtribo: Withaninae

Género: Withania

Espécies: W. somnifera Dunal

Descrição botânica

A planta é um arbusto que se desenvolve até cerca de 3-4 pés. É tipicamente ereto e tomentoso. As folhas da Ashwagandha são básicas, louvas, exstipuladas, glabras e pecioladas. O bordo das folhas é rematado com um pináculo intenso a espesso e uma base cuneiforme ou diagonal. As folhas são enormes e organizadas em substituição no rebento vegetativo, mas são inversas nos ramos florais. As flores de Ashwagandha são verde-claras, imperceptíveis, gamossépicas e organizadas em inflorescências cimosas.

As flores são descritas pelas anteras intrínsecas, ovais, estames epipétalos que emergem da base da pétala e fibras finas. O gineceu sincarpado convence pelo ovário pouco alargado com um estilo longo e fino. Durante o desenvolvimento dos produtos naturais, o cálice alarga-se, expande-se e envolve o produto natural. Os produtos desta planta são bagas com uma medida de cerca de 5 mm. Os produtos naturais não maduros são verdes e tornam-se vermelhos a alaranjados com o desenvolvimento. Um único produto natural encerra algumas pequenas sementes reniformes [4].

Partes utilizadas: Utiliza-se a planta inteira, as raízes, as folhas, o caule, os bagos verdes, os frutos, as sementes e a casca.

Sinónimos:

Sânscrito: Ashwagandha, Turangi-gandha;

Inglês: Cereja de inverno;

Hindi: Punir, asgandh;

Bengali: Ashvagandha;

Gujrati: Ghodakun, Ghoda, Asoda, Asan;

Telgu: Pulivendram, Panneru-gadda, panneru;

Tamil: Amukkura, amkulang, amukkuram-kilangu, aswagandhi,

Karnataka: Viremaddlinagadde, Pannaeru, aswagandhi, Kiremallinagida;

Goa: Fatarfoda;

Punjabi: Asgand, isgand;

Bombaim: Asgund, asvagandha;

Rajasthani: Chirpotan

Distribuição e cultivo

A Ashwagandha preenche ferozmente as áreas secas e é ridiculamente dispersa em locais subtropicais. É encontrada em África, na Ásia e na Europa. Encontra-se em distritos africanos como Marrocos, Congo, Egipto e África do Sul, em locais do centro-leste como a Jordânia e em zonas asiáticas como o Afeganistão, a Índia e o Paquistão. Na Índia, o Ashwagandha é cultivado em Gujarat, Punjab, Uttar Pradesh, Maharashtra Haryana e Madhya Pradesh Rajasthan [5]. A Ashwagandha é uma planta que tolera o período de seca anual. As regiões tropicais semi-áridas com uma precipitação típica de 500-750 mm são adequadas para a Ashwagandha, tendo tudo em conta. A Ashwagandha espera um solo não partidário a marginalmente essencial com um pH de 7,5-8,0 e com um limite de resíduos decente, como em solos arenosos e arenosos ou solos vermelhos/escuros com superfície clara, que valem a pena para o desenvolvimento da planta. Durante a fase de desenvolvimento, a estação seca é fundamental, e um par de aguaceiros antes da primavera favorecem verdadeiramente o desenvolvimento das raízes. O desenvolvimento é mais simples e vantajoso, uma vez que é necessário muito menos esforço e a oferta de raízes tem um custo elevado. O benefício pode ser adicionalmente apoiado pela venda das folhas e das sementes. Por conseguinte, é desenvolvida para um vasto leque de pequenos e pequenos agricultores em regiões mais secas, particularmente nas áreas de Karnataka, Rajasthan, Andhra Pradesh, Madhya Pradesh e diferentes estados da Índia [6].

Compostos bioactivos de Ashwagandha

Ashwagandha é um tesouro de metabólitos ilimitados como esteróides, flavonas, alcalóides, açúcares, glicosídeos, saponinas, taninos, terpenóides e cumarina [7,8], que retratam o evento de oito polifenóis distintos (cinco ácidos fenólicos: vanílico, benzoico, p-cumárico, gálico e corrosivo siríngico e três tipos de flavonóides: naringenina, catequina e kaempferol). Cada pedaço desta planta possui um arranjo de vários metabólitos, e as fixações de metabólitos mudam entre os diferentes quimiotipos de Ashwagandha [9] Ashwagandha tem impactos fisiológicos como o Panax ginseng, no que diz respeito ao movimento anti-stress, posteriormente denominado ginseng indiano [10] Atualmente, as folhas são contabilizadas para manter 62 e os anexos são conhecidos por manter 48 metabólitos essenciais significativos e menores, bem como opcionais, dos quais 29 são essenciais normais maiores e menores, bem como metabólitos auxiliares nas duas folhas e raízes. Entre os metabolitos facultativos, a withaferina An é uma partícula bioactiva principal normal, enquanto a withanolida D é um átomo bioativo menor normal nas duas raízes e folhas [11]

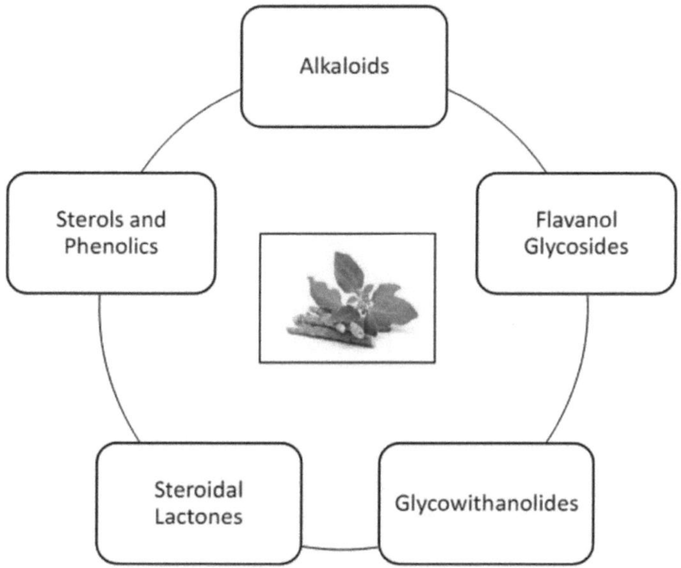

Figura 2: Principais grupos de metabolitos secundários do Ashwagandha

1. Raízes

As raízes são a parte da planta mais utilizada e restauradora. [12] determinaram a presença de catequina e corrosivo benzoico em Ashwagandha por exame HPLC de raízes. 13] foram os primeiros a relatar a presença de glucosídeo de estigmasterol, lactona viscosa B, α + β glicose, estigmasterol, β-sitosterol e β-sitosterol glucosídeo nas fundações subjacentes de Ashwagandha. 14,15] dissecaram o conteúdo alcaloide das fundações de Ashwagandha com a ajuda de GC-MS. Afirmaram a presença de 17 alcalóides nas fundações subjacentes de Ashwagandha, que são withasomnine; somniferine; isopelletierine propanone; anaferine; anahygrine; pseudotropine; Ferro-pseudotropina; withanina; 1-[(5-Nitro-2-furfurylidene)amino]; oxaciclohexadecano-2,13-diona,13-oxima; escopoletina; Ashwagandhine; 2,4-imidazolidiendione1-{(5-nitro-2-furanyl)methylene]amino}. O alcaloide withasomine e anaferine são supostamente os alcalóides centrais das fundações de Ashwagandha [16,17,18] gorduras insaturadas esteáricas desconectadas, sitostanona, corrosivo oleanólico, octacosano, estigmasterona, ácidos oleicos, 1,4-dioxano subordinado, estigmasterol e ergosterol da raiz de Ashwagandha removidos utilizando n-hexano. De acordo com [17], as principais withanolidas das raízes são a withaferina A, a 17-hidroxi-27-desoxi withaferina An e a 17-hidroxi withaferina A. Os autores referiram a presença da 27-desoxi withaferina An e da 27-hidroxi withanolida B também nas raízes, embora em menor quantidade. Duas novas misturas 6α-hidroxi-5,7α-epóxi como encontros práticos e 16β-acetoxi-17 (20)- ene das raízes de Ashwagandha foram separadas por [19,20].

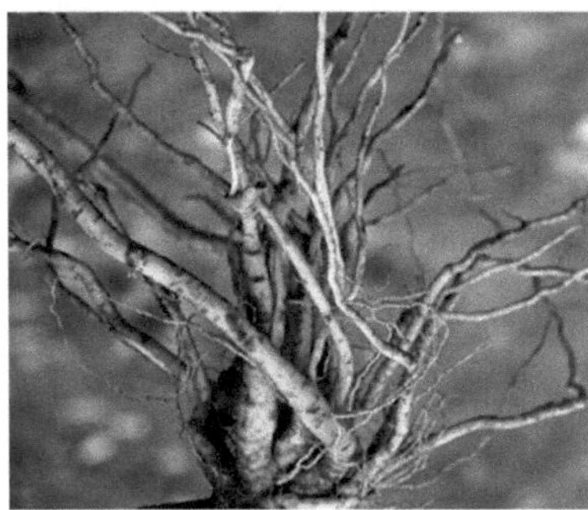

Figura 3: Raízes

As bases de Ashwagandha contêm adicionalmente acilesterilglucósidos como o sitoindosídeo VII e o sitoindosídeo VIII; (20S, 22R)- 5a,27-dihidroxi-6a,7a-epoxi-1-oxowitha-2,24-dienolídeo; (20S,22R)- 3 alfa, 6 alfa-epoxi-4 beta, 5 beta, 27-tri-hidroxi-1-oxowitha24-enolida; (20S,22R)-4b,5b,6a,27-tetra-hidroxi-1-oxowitha-2,24-dienolida; fisagulina D; withacoagina; withanolida D; substância B de lycium; e withanosídeo II-XI [21,22].

2. Folhas

Distinguiram aminoácidos como a alanina, o aspartato, as asparaginas e a colina das folhas[23,24]. Traçaram o perfil de diferentes fitoconstituintes como o amido, os aminoácidos, os hidratos de carbono, as proteínas, os flavonóides, os taninos, os alcalóides, o corrosivo oxálico, os esteróides, os compostos fenólicos e os ácidos inorgânicos do concentrado hidroalcoólico das folhas de Ashwagandha. [25] identificaram os flavonóides, esteróides, alcalóides, saponinas e taninos no concentrado bruto metanólico das folhas de Ashwagandha. Da mesma forma, desconectaram três flavonóides, especificamente, 5, 7, 4′-triahidroxi-metil-3-Ogalactosil flavonol, 7, 3′, 4′-trihidroxi flavona-3-O-rhmnosil e quercetina - 3-O-galactosil da folha separada e retrataram seus projetos em vista da espetroscopia de RMN, IR e MS.

[26] descobriram quatro novos glicosídeos de withanolide, para ser específico, 27-O-β-D-glucopyranosyl viscosalactone B; physagulin D (1 →

6)- β-d-glucopyranosyl-(1 → 4)- β-d-glucopyranoside; 4,16-dihydroxy-5β,6βepoxyphysagulin D e 27-O-β-D-glucopyranosyl physagulin D; e um novo withanolide, viz. 4-(1-hidroxi-2,2-dimetilciclopropanona)- 2,3-dihidrotitaferina A das folhas de Ashwagandha. Do mesmo modo, revelaram sete withanolides conhecidos: withaferin A, viscosalactone B, sitoindoside IX, physagulin D e withanoside IV, 2,3-dihydrowithaferin An e 27-desoxy-24,25-dihydrowithaferin A das folhas de Ashwagandha.

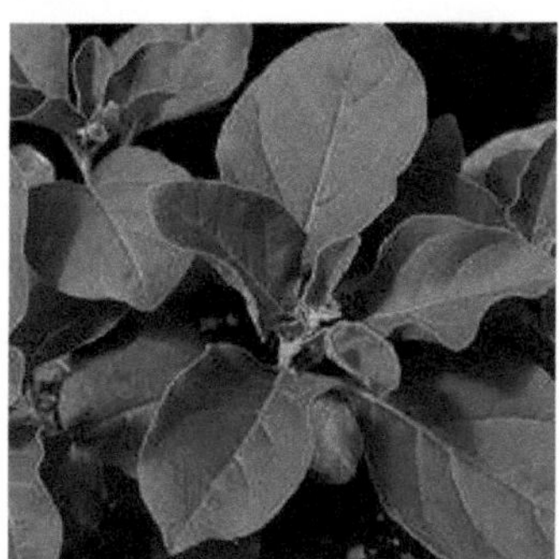

Figura 4: Folhas

As folhas de Ashwagandha também contêm withanolides clorados, especificamente, 6α-cloro-5β, 17α-dihidroxi-withaferina An e withanolida Z. Além disso, as folhas contêm igualmente withaferina A, withanona, 6α-cloro-5β-hidroxi-withaferina A, withanolida B, (22R)- 5β-formil-6β,27-di-hidroxi-1-oxo-4-norwith-24-enolida, withanolida A, withanosida IV, 2,3-dihidrotitaferina A, 3-metoxi-2,3-dihidrotitaferina A, 2,3-diehidrosomnifericina, withanosida X e 27-hidroxi-withanolida B [27,28].

Frutos

[29] determinaram diferentes aminoácidos perfumados e alifáticos, gorduras insaturadas, ácidos fenólicos, ácidos naturais, esteróis, tocoferóis, polióis, açúcares e withanamidas dos produtos de Ashwagandha utilizando espetroscopia 1 H NMR e GC-MS. Estas misturas estão maioritariamente envolvidas nas diferentes vias metabólicas como o corrosivo chiquímico, o mevalonato (MVA), o não-mevalonato (DOXP) e a via dos fenilpropanóides. Os focos de metabólitos flutuaram entre os produtos de vários quimiotipos de Ashwagandha [30] detalhou dois withanolides, viz. iso-withanone que tem uma estranha cadeia lateral situada em 17α e 6α,7α-epoxy1α, 3β, 5α-trihydroxy-witha-24-enolide tendo um grupo 1α,3β - dihydroxy curiosamente das novas bagas de uma planta na Índia. Essas bagas também contêm cumarinas como escopoletina e aesculetina e triterpeno como β-amirina Supostamente [31], os produtos orgânicos

também contêm tocoferóis como α-tocoferol e β-tocoferol e fitoesteróis como colesterol, β-sitosterol, campesterol e estigmasterol [32,33] Os produtos de Ashwagandha contêm withanolide An e withanone em soma significativa.

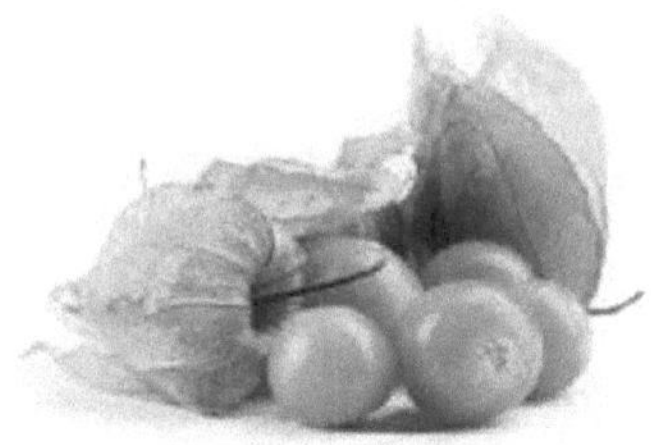

Figura 5: Frutos

Outras withanolidas presentes no produto orgânico são a 27-desoxi withaferina A, a 27-hidroxi withanolida B e a 27-hidroxi withanolida A [34,35,36] confinadas duas novas withanolidas 5β, 6α, 14α, 17β, 20β-penta-hidroxi-1-oxo-20 S, 22R-witha-2, 24-dienolide e 6α, 7α-epoxy-5α, 14α, 17α, 23β-tetrahydroxy-1-oxo-22R-witha-2, 24-dienolide do produto orgânico Ashwagandha preenchido no sul do Egito. Da mesma forma, contêm nove withanamidas distintas, denominadas withanamida A a withanamida I; esta classe de compostos tem uma construção sintética especial, compreendendo porções de gordura insaturada hidroxila de cadeia longa, glicose e serotonina [37].

Casca

Cinco novos withanolides, viz. somnifera withanolide, withanolide, somniwithanolide, withasomniferanolide e somniferanolide, foram retirados da casca de Ashwagandha desenvolvida na área de South Delhi e retratados através de procedimentos espectroscópicos e fitoquímicos [38].

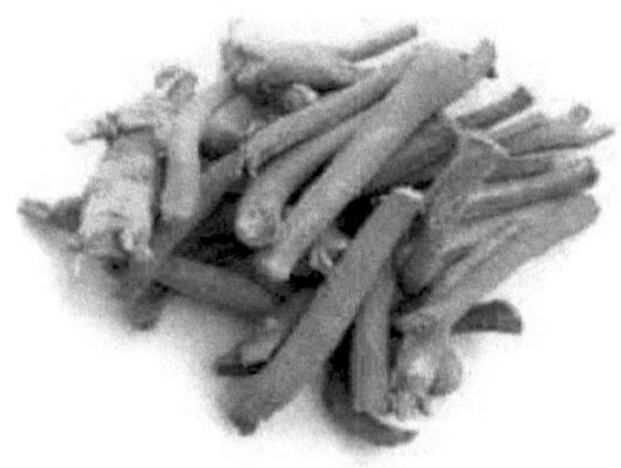

Figura 6: Casca de árvore

FARMACOLOGIA

Embora tenham sido efectuadas muitas investigações farmacológicas com base nos ingredientes presentes, muito mais pode ainda ser explorado, explorado e utilizado. Apresenta-se de seguida um resumo das conclusões destes estudos.

PHARMACOLOGY :	
	Antioxidant effect
	Anxiety & Depression
	Chronic stress
	Nootropic effect
	Antiparkinsonian properties
	Antivenom
	Anti inflammatory properties
	Immunomodulation & Hematopoiesis
	Antitumor properties
	Hypolipidemic effect
	Sexual behaviour
	Antibacterial effect
	Cardiovascular protection
	Tolerance & Depandance

Efeito antioxidante

O cérebro e o sistema sensorial são geralmente mais impotentes para libertar danos extremos do que os diferentes tecidos, uma vez que são ricos em lípidos e ferro, ambos conhecidos por serem significativos na criação de espécies reactivas de oxigénio. Os danos extremos livres do tecido sensorial podem estar associados a doenças típicas de amadurecimento e neurodegenerativas, por exemplo, epilepsia, esquizofrenia, Parkinson, Alzheimer e diferentes infecções. Os padrões dinâmicos de WS, sitoindosides VII-X e withaferin A (glicowithanolides), foram testados para o movimento de reforço celular utilizando os principais produtos químicos de busca livre-revolucionária, superóxido dismutase (Turf), catalase (Feline) e níveis de glutationa peroxidase (GPX) no cérebro e estriado de roedores. A diminuição do movimento destas proteínas leva à agregação de extremistas livres oxidativos venenosos e à ocorrência de impactos degenerativos. Uma expansão destes compostos permitiria uma ação de reforço celular alargada e um impacto defensivo no tecido neuronal. Os glicoconjugados dinâmicos de WS foram administrados uma vez por dia durante 21 dias, tendo sido observada uma expansão relacionada com a porção de todos os compostos; as construções são equivalentes às observadas com a organização deprenyl (um reforço celular conhecido). Isto sugere que o WS tem um impacto de agente de prevenção do cancro no cérebro, que pode ser responsável pelas suas diferentes propriedades farmacológicas [39]. Noutra análise, uma suspensão aquosa de WS separada foi avaliada quanto ao seu impacto na peroxidação lipídica (LPO) actuada por pressão em ratos e coelhos. Os níveis sanguíneos de LPO foram aumentados por lipopolissacáridos (LPS) de Klebsiella pneumoniae e peptidoglicanos (PGN) de Staphylococcus aureus. A organização oral simultânea de WS separada evitou uma expansão na LPO [40]. Para além da peroxidação lipídica hepática (LPO), as proteínas séricas, alanina aminotransferase, aspartato aminotransferase e lactato desidrogenase, foram avaliadas como ficheiros de hepatotoxicidade. A silimarina (20 mg/kg, p.o.) foi utilizada para correlação. A sobrecarga de ferro levou a uma expansão verificada na LPO hepática e nos níveis séricos dos catalisadores, que foi enfraquecida por glicowithanolides (WSG) de uma forma relacionada com a porção, e por silimarina [41].

Ansiedade e depressão

Foram estudadas as actividades ansiolíticas e superiores da WSG bioactiva, separada das raízes da WS, em roedores. A WSG foi controlada por via oral uma vez por dia durante 5 dias e os resultados foram comparados com os evocados pela benzodiazepina lorazepam para o movimento ansiolítico e pelo tricíclico superior, imipramina. O WSG provocou um impacto ansiolítico semelhante ao do lorazepam, nos testes de elevação e de labirinto, de cooperação social e de dormência num novo clima. A WSG também diminuiu os níveis de tribulina no cérebro de roedores, um marcador endocóide de mal-estar clínico, quando os níveis foram aumentados após a organização do especialista ansiogénico, pentilenotetrazol. O WSG também apresentou um impacto superior, equivalente ao provocado pela imipramina, nos testes de "depressão social" e "desamparo" com natação restrita. Os exames sustentaram a utilização do WS como estabilizador do estado de espírito em estados clínicos de mal-estar e miséria na Ayurveda [42].

Stress crónico

A pressão persistente (CS) pode provocar várias circunstâncias fisiológicas desfavoráveis, incluindo deficiência mental, imunossupressão, rutura sexual, ulceração gástrica, anomalias na homeostase da glicose e alterações nos níveis plasmáticos de corticosterona. Num modelo roedor de pressão persistente, os extratos de WS e Panax ginseng foram comparados quanto à sua capacidade de atenuar alguns impactos da pressão contínua. Os dois botânicos tinham a opção de diminuir o número e a gravidade das úlceras provocadas pela CS, inverter o impedimento da forma de comportamento sexual masculino instigado pela CS e reprimir os impactos adversos da CS na manutenção das tarefas aprendidas. Os dois botânicos também deram a volta à imunossupressão actuada pela CS, no entanto, apenas a Withania separou o movimento dos macrófagos peritoneais expandidos nos roedores. O movimento da remoção de Withania foi aproximadamente equivalente à ação do Panax ginseng separado. A WS, no entanto, tem uma vantagem sobre o Panax ginseng na medida em que não parece provocar a desordem do uso indevido do ginseng, uma condição retratada pela hipertensão, manutenção da água, pressão muscular e privação do sono [43]. Noutra análise, o WS metanólico separado durante 15 dias diminuiu fundamentalmente o registo de úlceras, o volume de emissão gástrica, a causticidade livre e a corrosividade completa. Foi igualmente observada uma enorme expansão na proporção completa de hidratos de carbono e de açúcar/proteína. O concentrado também demonstrou uma expansão na proteção do reforço celular, ou pelo menos, proteínas Turf, Feline e corrosivo ascórbico, expandido fundamentalmente, embora uma redução crítica na peroxidação lipídica tenha sido observada. A pressão reprimida de WS instigou a úlcera gástrica ainda mais quando contrastada com a medicação padrão ranitidina [44]. Em [45], o stress constante por eletrochoque (14 dias) diminuiu completamente os níveis de nor-adrenalina (NA) e dopamina (DA) no cérebro, ponte-medula, centro nervoso, hipocampo e estriado, local do hipotálamo, separadamente, e aumentou o nível de 5-hidroxitriptamina (5HT) no cérebro, ponte-medula, centro nervoso e hipocampo. A pressão constante expandiu adicionalmente a ação da tribulina na mente dos roedores. EuMil, um plano poli-herbal que compreende WS como um de seus elementos para terapia de 14 dias padronizou os focos locais irritados de NA, DA, 5HT, iniciados por pressão persistente. EuMil adicionalmente diminuiu completamente a expansão induzida pela pressão no movimento da tribulina da mente de roedores.

Efeito nootrópico

Os impactos dos sitoindosídeos VII-X e da withaferina segregados do concentrado aquoso de metanol das bases subjacentes de variedades desenvolvidas de WS concentraram-se nos receptores colinérgicos, glutamatérgicos e GABAérgicos do cérebro em roedores. As misturas melhoraram marginalmente a ação da acetilcolinesterase (Throb) no septo horizontal e no globo pálido, e diminuíram a ação da Hurt na banda ascendente. A estas progressões juntou-se a restrição dos receptores M1-muscarínicos-colinérgicos no septo paralelo e médio, bem como nos córtices voltados para a frente, enquanto os destinos de restrição dos receptores M2-muscarínicos foram expandidos em vários locais corticais, incluindo cingulado, voltado para a frente, parietal e córtex retroespinhal. As informações propõem que as misturas influenciam especialmente as ocasiões no transbordamento da transdução de sinal colinérgico cortical e basal do prosencéfalo. A medicação levou a uma expansão no limite do recetor de acetilcolina muscarínico cortical poderia, de certa forma, dar sentido aos impactos de desenvolvimento da cognição e da memória dos WS separados em criaturas e em pessoas [46]. Em [47], o Withanoside IV (um constituinte da WS; a base da WS) levou ao crescimento de neurites em neurónios corticais de roedores refinados. A organização oral do withanosídeo IV desenvolveu essencialmente défices de memória em ratos infundidos com Abeta e evitou a perda de axónios, dendritos e neurotransmissores. A Sominona, uma aglicona do withanosídeo IV, foi reconhecida como o principal metabolito após a organização oral do withanosídeo IV. A Sominona activou a recuperação axonal e dendrítica e a reconstituição sináptica essencialmente em neurónios corticais de roedores refinados danificados pelo Abeta. O Withanoside IV pode melhorar a rutura neuronal na doença de Alzheimer e o padrão dinâmico após a digestão é a sominona. Noutra análise, as criaturas tratadas com reserpina também mostraram uma manutenção infeliz da memória na visão de mundo da tarefa elevada e do labirinto. A organização persistente do WS reverteu completamente as deficiências de manutenção acionadas pela reserpina [48]. Em várias revisões com raiz WS separar a manutenção superior de uma tarefa de evasão não envolvida em uma visão de mundo de estágio inferior em ratos. Além disso, a WS alterou a perturbação da aquisição e da manutenção activada pela escopolamina e diminuiu a amnésia provocada pela terapia intensa com choque electroconvulsivo (ECS), após a preparação. O tratamento constante com ECS, durante 6 dias progressivos com intervalos de 24 horas, perturbou a solidificação da memória no dia 7. A organização diária de WS durante 6 dias desenvolveu fundamentalmente a combinação de memória em ratos que recebiam tratamento contínuo com ECS. A WS, regulada no dia 7, diminuiu adicionalmente a perturbação da solidificação da memória provocada pelo tratamento constante com ECS. No labirinto elevado, além do labirinto, o WS mudou o adiamento acionado pela escopolamina na dormência do movimento no dia 1. Com base nessas descobertas, recomenda-se que o WS exiba um impacto semelhante ao nootrópico em ratos sem guildas e amnésicos [49].

Propriedades antiparkinsonianas

A doença de Parkinson é uma infeção neurodegenerativa descrita pela perda específica de neurónios dopaminérgicos (DA) dos padrões da substância negra compacta. As ocasiões que desencadeiam e intervêm adicionalmente na deficiência dos neurónios DA nigrais permanecem, no entanto, indistintas. A catalepsia iniciada por neurolépticos tem sido utilizada, desde há algum tempo, como modelo para a avaliação de medicamentos para o Parkinsonismo. A organização do haloperidol ou da reserpina provocou essencialmente a catalepsia em ratinhos. A WS reprimiu completamente a catalepsia induzida pelo haloperidol ou pela reserpina e dá vontade de tratar a doença de Parkinson [50]. Noutra análise, a 6-hidroxidopamina (6-OHDA) é um dos modelos de roedores mais utilizados na doença de Parkinson. Há provas suficientes de que a 6-OHDA evoca os seus sinais nocivos através do stress oxidante. O impacto antiparkinsoniano da remoção de WS tem sido explicado por causa do poderoso reforço celular, propriedades antiperoxidativas e de extinção de extremos livres em diferentes circunstâncias de doença. Os roedores foram pré-tratados com a WS separada por via oral durante algum tempo. No 21° dia, foi injetada 6-OHDA no striatum direito, enquanto o grupo de farsa recebeu o veículo. Três semanas após as infusões de 6-OHDA, os roedores foram testados quanto ao movimento neurocomportamental e foram mortos 5 semanas após a lesão para a avaliação da peroxidação lipídica, diminuição do conteúdo de glutationa, exercícios de glutationa-S-transferase, glutationa redutase, GPX, Grass e Feline, conteúdo de catecolaminas, restrição do recetor D2 dopaminérgico e articulação da tirosina hidroxilase. A WS separada mudou cada um dos limites fundamentalmente de uma forma subordinada à porção [51]. Em [52], a discinesia tardia é um dos resultados significativos do tratamento neuroléptico de longa duração. A fisiopatologia deste problema de desenvolvimento incapacitante e regularmente irreversível é ainda obscura. Os desenvolvimentos de mordedura vazia em roedores são amplamente reconhecidos como um modelo animal de discinesia tardia. A pressão oxidativa e os resultados da peroxidação lipídica estão envolvidos na fisiopatologia da discinesia tardia. O tratamento repetido com reserpina em dias de substituição por um período de 5 dias levou fundamentalmente a desenvolvimentos de mordedura vazios e projecções da língua em roedores. O tratamento constante com WS, separado por um período de cerca de um mês para criaturas tratadas com reserpina, diminuiu fundamentalmente e em parte condicionalmente os desenvolvimentos de mordedura vácua induzidos pela reserpina e as protuberâncias da língua. A pressão oxidativa poderia assumir um papel significativo na fisiopatologia dos desenvolvimentos orais invulgares induzidos pela reserpina. Noutra análise, os glicocitanolídeos WS (WSG) controlados em associação com haloperidol durante 28 dias, reprimiram o alistamento do neuroléptico TD. A DT instigada pelo haloperidol foi adicionalmente enfraquecida pelo reforço celular, a vitamina E, mas não foi afetada pelo especialista antiepilético GABAmimético, o valproato de sódio, sendo os dois especialistas regulados durante 28 dias como o WSG. O impacto do reforço celular da WSG, em oposição à sua atividade GABA-mimética, foi detalhado para evitar a DT instigada pelo haloperidol [53]. O WS trocou fundamentalmente a catalepsia, a discinesia tardia e as indicações venenosas inspiradas na 6-hidroxidopamina e pode oferecer outra maneira útil de lidar com o tratamento da doença de Parkinson.

Antiveneno

As hialuronidases tóxicas ajudam a espalhar rapidamente os venenos, aniquilando a respeitabilidade da rede extracelular dos tecidos nas pessoas em questão. Um inibidor de hialuronidase (WSG) é limpo a partir de WS. A glicoproteína impediu o movimento da hialuronidase das toxinas da cobra (naja) e da serpente (Daboia russelii), o que foi demonstrado pelo exame do zimograma e pela coloração dos tecidos da pele para uma ação diferencial. O WSG reprimiu totalmente a ação do químico numa centralização de 1:1 w/w de toxina para WSG. O uso externo do extrato da planta como um neutralizante em partes do país da Índia para vítimas de mordidas de cobra parece ter uma premissa lógica [54]. Num concentrado de Lizano et al [55], a glicoproteína PLA2 do soro desvinculada da WS matou o movimento PLA2 da toxina naja. As ramificações destes novos grupos de inibidores do veneno PLA2 na ciência das serpentes, bem como na melhoria de novos reagentes úteis no tratamento de envenenamentos por serpentes.

Propriedades anti-inflamatórias

Os impactos da WS, como atenuante numa variedade de condições reumatológicas, foram concentrados por alguns criadores. Numa revisão, o extrato de raiz de WS (1 g/kg, oral) diminuiu a irritação provocada pelo adjuvante acabado de Freund em roedores; a fenilbutazona foi administrada como controlo positivo. A α2-glicoproteína encontrada exclusivamente no soro de roedores agravado foi diminuída para níveis imperceptíveis no grupo WS. A fenilbutazona, por sua vez, causou uma expansão extensa da α2-glicoproteína em roedores articulares e sadios [56]. Em outra revisão, o WS causou ocultação subordinada da porção de α2-macroglobulina (um indicador para mitigar drogas) no soro de roedores despertados pela infusão sub-plantar de suspensão de carragenina [57]. O pó de raiz de WS também diminuiu o granuloma de bolsa de ar actuado através de carragenina no dorso de roedores. A WS diminuiu o conteúdo de glicosaminoglicanos no tecido do granuloma mais do que o tratamento com hidrocortisona. Além disso, a WS desacoplou a fosforilação oxidativa, diminuindo a proporção ADP/O nas mitocôndrias do tecido do granuloma [58]. Num relatório alternativo, o extrato de raiz de WS (1000 mg/kg, por via oral, dia após dia, durante 15 dias) causou uma diminuição crítica tanto na expansão da pata como nas alterações degenerativas duras na dor articular provocada pelo adjuvante de Freund em roedores, conforme observado pela avaliação radiológica. As reduções foram superiores às criadas pelo medicamento de referência, a hidrocortisona [59]. Um concentrado de al [60] descobriu que a WS reprimiu o desenvolvimento de granuloma na implantação de pellets de algodão em roedores e o impacto foi semelhante ao tratamento com succinato de hidrocortisona sódica (5 mg/kg). Num estudo duplo, com um tratamento falso e controlado, a receita caseira diminuiu fundamentalmente a gravidade do tormento e as pontuações de desvantagem de pacientes com osteoartrite [61]. Quase nenhum exame foi dirigido ao instrumento de atividade para as propriedades atenuantes da WS. Numa análise, roedores infundidos com formalina na pata traseira mostraram uma redução na retenção de 14C-glicose no jejuno de roedores [62]. A assimilação da glicose foi mantida ao nível normal tanto pela WS como pelo inibidor da ciclo-oxigenase oxifenbutazona. Os dois medicamentos apresentaram resultados calmantes. Resultados comparativos foram obtidos em testes iguais utilizando a retenção de 14C-leucina do jejuno [63]. Estes exames propõem que o impedimento da ciclo-oxigenase pode estar associado ao sistema de atividade da WS.

Imunomodulação e hematopoiese

A função da WS como imunomodulador tem sido amplamente examinada. Num estudo com ratos, a remoção da raiz de WS melhorou a contagem completa de plaquetas brancas. Para além disso, este concentrado impediu respostas de sensibilidade excessiva do tipo diferido e melhorou o movimento fagocítico dos macrófagos quando comparado com um grupo de referência [64]. A exploração tardia propõe um componente potencial por trás do impacto citotóxico expandido dos macrófagos apresentados aos extratos de WS. O óxido nítrico não está definido para afetar essencialmente a citotoxicidade dos macrófagos contra microrganismos e células de crescimento. Iuvone et al mostraram que a WS expandiu a criação de NO em macrófagos de rato de uma forma subordinada à fixação. Este impacto foi creditado à criação alargada de óxido nítrico sintase induzível, um composto produzido à luz de árbitros ardentes e conhecido por restringir o desenvolvimento de numerosos microrganismos [65]. Noutra análise, os glicowitanolídeos e uma combinação de sitoindosídeos IX e X isolados da WS, ambos criaram uma preparação e ativação mensuráveis de macrófagos peritoneais, fagocitose e movimento expandido dos compostos lisossomais. O concentrado de raiz de WS foi testado para impactos imunomoduladores em três modelos de mielossupressão em ratos: ciclofosfamida, azatioprina ou prednisolona [66]. Foram observadas grandes expansões no foco de hemoglobina, contagem de plaquetas vermelhas, contagem de plaquetas brancas, contagem de plaquetas e peso corporal em ratos tratados com WS em comparação com ratos de controlo não tratados. Os criadores revelaram ainda expansões críticas nas reacções hemolíticas neutralizadoras em relação aos eritrócitos humanos que mostraram movimento imunoestimulador. O impacto da WS foi igualmente concentrado nos elementos dos macrófagos obtidos de ratos tratados com o agente cancerígeno ocratoxina A (OTA). O tratamento de ratinhos com OTA durante um período de tempo considerável diminuiu fundamentalmente o movimento quimiotático dos macrófagos. A criação de interleucina-1 (IL-1) e do fator de crescimento alfa (TNF-α) foi igualmente diminuída de forma notável [67]. Em várias revisões com a suspensão fluida de pó de WS, foram exploradas as suas propriedades imunomoduladoras in vivo e in vitro. A WS mostrou uma forte ação inibidora em relação à estrutura do suplemento, à multiplicação de linfócitos induzida por mitogénios e à resposta de sensibilidade excessiva do tipo diferido. A organização do pó de raiz de WS não afectou essencialmente a reação humoral resistente em roedores. Os criadores detalharam que o impacto imunossupressor do pó de raiz de WS poderia ser um concorrente para a criação de um medicamento imunossupressor para as infecções ardentes [68]. Numa investigação de Gautam et al [69], a imunopotenciação no tratamento oral do concentrado aquoso normalizado de WS foi avaliada em criaturas de centros de investigação vacinadas com imunização DPT (Difteria, Tosse convulsa, Lockjaw). O tratamento de criaturas vacinadas com material de teste durante 15 dias provocou um aumento crítico dos títulos de resposta imunitária à B. pertussis. As criaturas inoculadas (tratadas e não tratadas) foram testadas com a estirpe 18.323 de B. pertussis e as criaturas foram observadas durante 14 dias. As criaturas tratadas mostraram uma enorme expansão nos títulos de neutralizadores quando comparadas com as criaturas não tratadas após o desafio. A imunoprotecção contra o teste intracerebral de células vivas de B. pertussis foi avaliada à luz do nível de perturbação, perda de movimento e morte resultante.

A diminuição da mortalidade foi acompanhada por um estado de bem-estar geralmente mais desenvolvido nas criaturas tratadas após o teste intracerebral de B. pertussis, mostrando uma melhoria da reação defensiva segura. Noutra análise, a WS animou igualmente o movimento imunológico em ratinhos Balb/c. Verificou-se que o tratamento com cinco porções de WS melhorou a contagem total de leucócitos no décimo dia. A celularidade da medula óssea, bem como o número de células positivas para alfa-esterase, também se expandiram fundamentalmente. O tratamento com WS juntamente com o antigénio (SRBC) proporcionou uma melhoria no título de neutralizador de curso e na quantidade de células formadoras de placas (PFC) no baço. O maior número de PFC (985 PFC/10(6) células do baço) foi adquirido no quarto dia. A WS restringiu a resposta de sensibilidade excessiva de tipo diferido em ratos (teste de Mantoux). A organização da WS mostrou igualmente uma melhoria na ação fagocítica dos macrófagos peritoneais quando comparada com o controlo em ratinhos. Estes resultados confirmam o movimento imunomodulador do WS separado na medicação nativa [70].

Propriedades antitumorais

O impacto quimiopreventivo foi demonstrado numa investigação da remoção da raiz de WS na doença de pele induzida em ratos que receberam

WS anteriormente e durante a exposição ao crescimento maligno da pele que causa o especialista 7,12-dimetilbenz[a]antraceno. Um enorme declínio na ocorrência e número normal de feridas na pele foi mostrado em contraste com o grupo de referência. Além disso, os níveis de glutationa diminuída, Grass, Feline e GPX no tecido apresentado voltaram a aproximar-se das qualidades típicas após a organização do concentrado. Acredita-se que a ação quimiopreventiva se deve, em certa medida, ao agente de prevenção do cancro/movimento revolucionário livre do concentrado [71]. Um estudo in vitro mostrou que os withanolides da WS impediram o desenvolvimento de linhas celulares de cancro do seio humano, do sistema sensorial focal, do pulmão e do cólon equivalentes à doxorrubicina. A withaferina An reprimiu ainda mais o desenvolvimento de linhas celulares de doenças do seio e do cólon do que a doxorrubicina. Estes resultados recomendam que os concentrados de WS possam prevenir ou conter o desenvolvimento do cancro em doentes com doença e propõem um potencial para a melhoria de novos especialistas em quimioterapia [72]. Em mais uma revisão, o WS foi avaliado quanto ao seu impacto antitumoral em adenomas pulmonares activados por uretano em ratos adultos machos de pele clara. A organização síncrona de WS (200 mg/kg dia a dia por via oral durante um longo período de tempo) e uretano (125 mg/kg de duas em duas semanas durante um período de tempo considerável) diminuiu essencialmente a ocorrência de crescimento. O aspeto histológico dos pulmões das criaturas protegidas por WS era semelhante ao observado nos pulmões das criaturas de controlo. O tratamento com WS também inverteu os impactos desfavoráveis do uretano na contagem absoluta de leucócitos, contagem de linfócitos, peso corporal e mortalidade [73].

A WS é geralmente utilizada no arranjo ayurvédico de medicamentos para tratar crescimentos, agravamento, dores nas articulações, asma e hipertensão. O exame da substância das raízes e folhas desta planta produziu withanolides bioactivos. Investigações anteriores mostraram que os withanolides restringem os químicos da ciclo-oxigenase, a peroxidação lipídica e a multiplicação das células de crescimento. Algumas qualidades que controlam a expansão das células, a carcinogénese, as metástases e a irritação são geridas pela ativação do componente atómico kappaB (NF-kappaB). As withanolidas abafaram a iniciação do NF-kappaB instigada por vários especialistas provocadores e causadores de cancro, incluindo o fator de putrefação do crescimento (TNF), a interleucina-1beta, a doxorrubicina e o condensado do fumo do tabaco. A ocultação não foi explícita quanto ao tipo de célula, uma vez que a ativação do NF-kappaB, tanto induzível como constitutiva, foi obstruída pelas withanolidas. A ocultação ocorreu através da contenção da subunidade inibitória da iniciação da IkappaB alfa quinase, da fosforilação da IkappaB alfa, da corrupção da IkappaB alfa, da fosforilação da p65 e do consequente movimento atómico da p65. A articulação da qualidade do correspondente NF-kappaB-subordinado iniciada por TNF, recetor de TNF (TNFR) 1, espaço de passagem relacionado com TNFR, fator 2 relacionado com TNFR e IkappaB alfa quinase foi adicionalmente abafada. Assim, a withanolida abafou a declaração de antiapoptóticos geridos por NF-kappaB induzidos por TNF (inibidor da proteína de apoptose 1, Bfl-1/A1, e FADD-like interleukin-1beta-changing over compound inhibitory protein) e metastático (cyclooxygenase-2 e intercellular attachment particle 1) itens de qualidade melhoraram a apoptose induzida por TNF e especialistas quimioterápicos, e sufocaram a intrusão de células activadas por TNF e o ativador do recetor de osteoclastogénese instigada por ligandos NF-kappaB. Em geral, propõe-se que as withanolidas dificultem a atuação da articulação de qualidade dirigida por NF-kappaB e NFkappaB, o que pode dar sentido à capacidade das withanolidas para melhorar a apoptose e conter a intrusão e a osteoclastogénese [74]. Em várias revisões, a ação antiproliferativa foi analisada contra células de carcinoma da laringe humana (Hep2) por medida de tetrazólio em microcultura (MTT). Dois concentrados (WS e WS-clorofórmio) e três partes afectaram negativamente a praticidade das células Hep2 na fixação e estas foram adicionalmente exploradas farmacologicamente. A citometria de fluxo revelou o bloqueio do ciclo celular e a agregação de células hipoplóides (sub G1) como método de movimento antiproliferativo. O seu potencial antiangiogénico foi investigado através de um filme alantóico de pinto (CAM), no qual foi registada uma restrição crítica do fator de desenvolvimento do endotélio vascular (VEGF), iniciando a neovascularização. O impacto foi confirmado in vivo através de uma estratégia de implantação no tecido do rato. Estas descobertas recomendam que os fundamentos da WS têm perturbação do ciclo celular e ação antiangiogénica, o que pode ser um intermediário básico para a sua atividade anticancerígena [75]. Numa investigação de Senthilnathan et al [76], criaturas com doença provocada por benzo(a)pireno foram tratadas com WS durante 30 dias, alterando fundamentalmente os graus de células imunocompetentes, edifícios seguros e imunoglobulinas. À luz da informação, o agente causador de cancro, bem como o paclitaxel, influencia a estrutura segura, os efeitos secundários venenosos na estrutura resistente são mais reversíveis e mais controláveis pela WS [77]. Noutra análise, observou-se uma enorme expansão da esperança de vida e uma diminuição do número de células da doença e do peso do cancro nos ratos induzidos pelo crescimento após a terapia com WS. Os limites hematológicos foram adicionalmente alterados pela WS em ratinhos com cancro. Estas percepções são reminiscentes do impacto defensivo da WS no Linfoma Ascítico de Dalton [78]. Em várias revisões com WS melhorou a multiplicação de linfócitos, células da medula óssea e timócitos em reacções a mitogénios. Tanto os mitogénios PHA como Con A, juntamente com esplenócitos, células da medula óssea e timócitos tratados com Withania, podiam estimular uma multiplicação duas vezes mais proeminente do que a típica. Os esplenócitos tratados com Withania, juntamente com o mitogénio LPS, podiam animar a expansão dos linfócitos várias vezes mais do que o típico. O movimento regular de células executoras (NK) foi melhorado fundamentalmente tanto no grupo normal como no grupo portador de tumor. A citotoxicidade das células subordinadas ao agente de ação contrária (ADCC) foi melhorada no grupo tratado com Withania ao nono dia. No grupo tratado com WS, observou-se uma citotoxicidade precoce do suplemento subordinado ao agente de ação contrária (ACC) no 13° dia. Numa investigação de Gupta et al, após a organização do paclitaxel, foi observada uma enorme queda na contagem de todos os leucócitos e neutrófilos no dia 3 e no dia 5. A WS, na sua essência, proporcionou uma enorme expansão na contagem de neutrófilos. O WS, quando administrado durante 4 dias antes do tratamento com paclitaxel e continuado durante 12 dias, causou uma inversão crítica da neutropenia do paclitaxel. A WS pode ser utilizada como adjuvante durante a quimioterapia da doença para evitar a tristeza da medula óssea relacionada com medicamentos anticancerígenos.

Efeito hipolipidémico

O pó de raiz de WS diminuiu todos os lípidos, colesterol e substâncias gordas em criaturas hipercolesterolémicas. Mais uma vez, os níveis plasmáticos de HDL-colesterol, o movimento da HMG-CoA redutase e a substância biliar corrosiva do fígado aumentaram. Um padrão comparativo foi igualmente revelado na descarga de substâncias biliares corrosivas, colesterol e esteróis imparciais nas criaturas hipercolesterolémicas com organização WS. Além disso, uma enorme redução na peroxidação lipídica ocorreu em criaturas hipercolesterolémicas controladas por WS quando contrastadas com os seus parceiros típicos. Em todo o caso, o pó de raiz de WS foi adicionalmente convincente em indivíduos comuns para diminuir os perfis lipídicos [79]. Em mais uma análise, o concentrado aquoso de produtos de Withania coagulans para uma rotina alimentar rica em gordura provocou roedores hiperlipidémicos durante um período de tempo considerável, diminuindo essencialmente o colesterol sérico elevado, as substâncias gordas e os níveis de lipoproteínas. Este medicamento mostrou igualmente uma ação hipolipidémica na hipercolesterolemia actuada por tritão. A avaliação histopatológica dos tecidos hepáticos dos roedores hiperlipidémicos tratados mostrou igualmente menores alterações degenerativas em comparação com os controlos hiperlipidémicos. O impacto hipolipidémico dos produtos orgânicos de Withania coagulans respondeu ser equivalente ao de um artigo ayurvédico contendo Commiphora mukkul [80]. Noutra análise, os impactos hipoglicémico, diurético e hipocolesterolémico das bases subjacentes da WS foram estudados em seres humanos. Seis indivíduos com NIDDM e seis indivíduos com hipercolesterolemia foram tratados com o pó das bases da WS durante 30 dias. Os limites razoáveis foram concentrados nas análises ao sangue e à urina dos sujeitos, juntamente com o exemplo dietético, antes e no final do período de tratamento. A diminuição da glicose no sangue foi equivalente à de um medicamento hipoglicémico oral. Verificou-se um grande aumento do sódio no xixi, do volume do xixi, um declínio crítico do colesterol sérico, das substâncias gordas, do colesterol LDL (lipoproteínas de baixa espessura) e do colesterol VLDL (lipoproteínas de espessura excecionalmente baixa), mostrando que a base de WS é uma fonte provável de especialistas hipoglicémicos, diuréticos e hipocolesterolémicos [81].

Comportamento sexual

O concentrado metanólico de raiz de WS foi controlado por via oral numa dose de 3000 mg/kg/dia durante 7 dias em roedores. A sua forma de comportamento sexual foi avaliada 7 dias antes do tratamento, nos dias 3 e 7 do tratamento e nos dias 7, 14 e 30 após o tratamento, combinando cada macho com uma fêmea recetiva. O extrato de raiz de WS provocou uma fraqueza notável no carisma, na execução sexual, na energia sexual e na rutura erétil do pénis. Estes impactos foram de certa forma reversíveis aquando da suspensão do tratamento. Este impacto antimasculino não se deveu a alterações nos níveis de testosterona, mas foi creditado a exercícios hiperprolactinémicos, GABAérgicos, serotoninérgicos ou narcóticos do concentrado. As raízes WS podem ser desfavoráveis à capacidade sexual masculina [82].

Efeito antibacteriano

Tanto os concentrados aquosos como os alcoólicos da planta (raiz e folhas) foram encontrados em grandes áreas de força para ter movimento contra um escopo de organismos microscópicos, conforme descoberto pela Estratégia de Dispersão de Poços de Agar in vitro. A remoção metanólica foi ainda subfracionada utilizando diferentes solventes e a subporção butanólica teve o movimento inibitório mais extremo contra uma série de microorganismos, incluindo Salmonella typhimurium. Para além disso, em vez da anti-toxina concebida (viz. cloranfenicol), estes concentrados não provocaram a lise em incubação com eritrócitos humanos, mantendo o seu bem-estar para as células vivas. A organização oral dos concentrados de fluidos dizimou eficazmente a doença das salmonelas em ratos Balb/C, tal como revelado pela taxa de resistência expandida, bem como pela menor carga bacteriana em diferentes órgãos essenciais das criaturas tratadas [83]. Noutra revisão, os extractos de metanol, hexano e éter dietílico das duas folhas e bases subjacentes da WS foram avaliados quanto ao movimento antibacteriano/sinérgico através da medida de disseminação do círculo da placa de ágar contra Salmonella typhimurium e Escherichia coli. Foram experimentadas várias convergências de Tibrim, uma mistura de rifampicina e isoniazida, para descobrir o foco inibitório de base (CIM), que se revelou ser de 0,1 mg/ml para S. typhimurium e E. coli. Dos seis concentrados experimentados, apenas os concentrados de metanol e hexano das duas folhas e raízes mostraram uma forte ação antibacteriana. Foi observada uma expansão sinérgica no impacto antibacteriano do Tibrim quando a CIM do Tibrim foi aumentada com estes concentrados [84].

Proteção cardiovascular

O WS pode ser valioso como um tónico geral, devido, em certa medida, às suas consequências úteis para a estrutura cardiopulmonar, conforme detalhado nos exames que o acompanham. O impacto da WS concentrou-se nas estruturas cardiovascular e respiratória em caninos e rãs [85]. Os alcalóides tiveram uma atividade hipotensiva retardada, bradicárdica e energizante respiratória em caninos. A investigação descobriu que o impacto hipotensivo se devia fundamentalmente à atividade inibidora dos gânglios autónomos e que uma atividade depressora nos focos cerebrais superiores contribuía igualmente para a hipotensão. Os alcalóides animaram os focos vasomotores e respiratórios no tronco cerebral dos caninos. A atividade cardio-inibidora nos caninos tinha todos os indícios de se dever a uma atividade inibidora dos gânglios e a uma atividade cardiodepressora direta. Os alcalóides produziram impactos cardio-depressivos rápidos, mas breves, e um impacto cardiotónico frágil, mas retardado, em corações de rã típicos e hipodinâmicos. Noutra análise, a rutura do ventrículo esquerdo foi vista como uma diminuição do pulso, o ritmo do ventrículo esquerdo da mudança de tensão positiva e negativa do pináculo e a tensão diastólica final do ventrículo esquerdo elevada no grupo de referência foi registada. A WS demonstrou um impacto cardioprotector sólido no modelo experimental de mionecrose provocada pela isoprenalina em roedores. O aumento dos reforços celulares endógenos, a manutenção do estado do agente de prevenção do cancro do miocárdio e a enorme recuperação da maioria dos limites hemodinâmicos ajustados podem contribuir para o seu impacto cardioprotector [86].

Tolerância e dependência

O consumo crónico de drogas é um dos problemas médicos mais importantes do mundo, com enormes custos directos para o bem-estar. O tratamento constante com benzodiazepinas, etanol ou narcóticos incita à resistência e a sinais de abstinência. As benzodiazepinas, o etanol e os narcóticos instigaram a resistência e a abstinência, tendo sido igualmente obstruídos por um planeamento poli-herbal, BR-16A (Mentat), que tem o WS como um dos seus fixadores [87-89]. Curiosamente, a organização repetida de WS durante 9 dias enfraqueceu o avanço da resiliência ao impacto da morfina no alívio da dor. A WS também sufocou o lúpulo de retirada da morfina, uma indicação da melhoria da dependência do sedativo, conforme avaliado pela retirada da precipitação de naloxona no dia 10 do teste [90]. Os exames revelaram que a organização persistente do WS não exibia nenhuma responsabilidade de confiança própria, mesmo após uma suspensão inesperada. Estas descobertas podem ter ramificações clínicas sem criar resistência e resultados de abstinência no uso a longo prazo.

Cultivo e recolha [91]
Partes de plantas utilizadas para fins medicinais

As raízes, folhas e sementes de Ashwagandha têm propriedades medicinais e são utilizadas na preparação de vários medicamentos.

Utilizações

Ashwagandha é considerada uma especiaria maravilhosa com inúmeras propriedades terapêuticas. Os extractos de Ashwagandha são utilizados principalmente para o arranjo de tónicos fundamentais. É um aliviador de pressão e é utilizado no tratamento de disfunções fracas. É utilizado para controlar o nervosismo, a tristeza, os medos, a suspeita alcoólica, a esquizofrenia e assim por diante. A fixação dinâmica que atribui a propriedade restauradora são os alcalóides e as lactonas esteróides.

Características da planta

A Ashwagandha é um arbusto anual a perpétuo, extenso, subarbustivo a espinhoso de cerca de 30 cm a 120 cm de altura, com ramos minuciosamente estrelados e tomentosos. As raízes são carnudas, apertadas, castanhas esbranquiçadas. As folhas são aplaudidas e as flores são esverdeadas. Os produtos naturais crescidos são bagas vermelho-alaranjadas.

Principais áreas de produção

A ashwagandha é amplamente cultivada nas zonas secas das regiões subtropicais. Rajasthan, Punjab, Haryana, Uttar Pradesh, Gujarat, Maharashtra e Madhya Pradesh são os principais estados produtores de ashwagandha na Índia.

Métodos de cultivo

Clima

Sendo uma cultura forte e aberta ao feitiço seco, a ashwagandha requer uma estação moderadamente seca durante todo o seu período de desenvolvimento. Desenvolve-se como cultura da estação das tempestades tardias (kharif) entre 600-1200 m de altitude. As regiões semi-tropicais que recebem 60-75 cm de precipitação são razoáveis para o seu desenvolvimento. A temperatura entre 20°C e 35°C é geralmente razoável para o seu desenvolvimento. Os aguaceiros antes da primavera são favoráveis para o melhoramento adequado das raízes das plantas.

Solo

O solo para o desenvolvimento de ashwagandha não deve ter qualquer poluição intrínseca de pesticidas ou risco de potencial contaminação, por exemplo, de empresas, ruas ocupadas ou pesticidas que estejam a ser aplicados nas proximidades. O solo deve ser testado quanto a limites físicos, sintéticos e naturais e acumulação de pesticidas no laboratório de testes de solos mais próximo. A sujidade deve ser livre, profunda e em todo o lado esgotada. O Ashwagandha enche-se bem em solos arenosos ou vermelhos claros com pH 7,5-8,0. Os solos escuros ou pesados com grande infiltração são igualmente apropriados para o desenvolvimento da ashwagandha.

Preparação do terreno

Em Ashwagandha, as raízes são a parte financeira mais importante. Por conseguinte, o terreno deve estar preparado para que as raízes não sejam obstruídas e adquiram maior comprimento e tamanho para uma melhor qualidade. A terra foi sulcada uma vez com um sulco de tábua e gradeada duas vezes para levar a terra a uma camada fina, depois de ter chovido antes da estação. Alimentar a terra com muita matéria natural no momento do planeamento do terreno. Os adubos ou estrumes devem estar muito deteriorados e não devem ser produzidos com resíduos urbanos ou excrementos humanos. Cerca de 10 a 20 toneladas de excrementos de quintal por hectare devem ser misturados na terra na hora do último sulco. O campo é então nivelado por meio de pranchas.

Época de **sementeira**

A plantação deve ser concluída na altura certa para obter o maior rendimento de produtos de boa qualidade. Pode muito bem ser notado que, como a ashwagandha é uma cultura tardia da estação kharif, a hora da plantação é escolhida pela data de aparecimento da tempestade ao redor. A plantação precoce pode provocar a mortalidade das plântulas devido a chuvas torrenciais. A altura ideal para a plantação é entre o segundo e o terceiro período de sete dias de agosto.

Método de sementeira

A difusão com taxas de sementes mais elevadas, de 20-35 kg por cada hectare, é a estratégia mais conhecida para a plantação de ashwagandha em regiões onde a chuva torrencial tomou conta. Em todo o caso, a plantação em linha e a plantação em canteiros elevados estão igualmente a adquirir importância nos novos tempos e têm sido consideradas como produzindo maior quantidade de raízes e, além disso, ajudam a realizar ensaios interculturais de forma adequada. Em certas áreas, a relocalização é igualmente prática. A plântula de 25-35 dias de idade pode ser transferida para o campo principal na divisão sugerida. As sementes são plantadas em linhas a 1-3 cm de profundidade no solo. Aplicar um duche ligeiro após a plantação das sementes para garantir uma boa germinação.

Material de propagação

As sementes de ashwagandha não têm letargia, portanto, normalmente se espalham por sementes. Para o plantio de ashwagandha, utilize as sementes que foram coletadas durante a estação passada e de boa qualidade e liberadas de incômodos. As sementes devem ser obtidas de uma fonte confiável com marcas de sementes com dados detalhados sobre a semente.

Variedades recomendadas

As variedades de alto rendimento recomendadas e a sua fonte de disponibilidade são as seguintes

Variedades	Rendimento das sementes	Fonte de disponibilidade
Jawahar Asgand-20	Rendimento de raízes secas 5-6 q por hectare	Unidade MAP, Faculdade de Horticultura, RVSKVV, Mandsaur, Madhya Pradesh
Jawahar Asgand-134	Rendimento de raízes secas 6-8 q por hectare	Unidade MAP, Faculdade de Horticultura, RVSKVV, Mandsaur, Madhya Pradesh
Raj Vijay Ashwagandha-100	Rendimento de raízes secas 6-7 q por hectare	Unidade MAP, Faculdade de Horticultura, RVSKVV, Mandsaur, Madhya Pradesh

Taxa de sementeira

Uma quantidade de sementes de 10-12 kg é adequada para a plantação de uma cultura de um hectare. A plantação deve ser terminada com uma divisão direita de 30 cm ou 15 cm de coluna a linha e 10 cm de planta para estabelecer a separação na técnica de plantação em linha. Não obstante, cerca de 500-750 g de sementes são adequados para a criação de plântulas para uma cultura de um hectare.

Nutrição das culturas

A nutrição ideal da colheita deve ser garantida, pois a abundância ou falta de qualquer suplemento vegetal fundamental pode diminuir a criação, bem como a natureza do produto. O teste do solo deve ser concluído antes de aplicar os suplementos. A utilização de fertilizantes naturais gostou mais de fontes inorgânicas de suplementos para o desenvolvimento de ashwagandha. Compostos naturais como, fertilizante de quintal de fazenda, vermicomposto, excremento verde e assim por diante podem ser utilizados de acordo com o pré-requisito da colheita. Uma porção de composto de 15 kg de nitrogênio e 25 kg de fósforo junto com 10-15 toneladas de fertilizantes naturais para cada hectare deve ser aplicada para obter um grande rendimento.

Irrigação

Ashwagandha é tipicamente desenvolvido como uma chuva torrencial, onde os escritórios do sistema de água não são acessíveis. No entanto, para a colheita inundada, deve haver admissão a uma fonte impecável e confiável de água de boa qualidade do sistema de água. A precipitação ou água desordenada é destrutiva para este rendimento e não precisa de sistema de água no caso de a tempestade ser muito disseminada durante toda a estação de desenvolvimento. Seja como for, alguns sistemas de água que salvam vidas podem ser fornecidos sempre que necessário. Em condições de inundação, a colheita pode ser regada uma vez em 15 dias, dependendo do tipo de solo. As coberturas naturais, por exemplo, palha de trigo ou palha de ashwagandha de colheitas passadas, devem estar no meio das entrelinhas para moderar a humidade da sujidade, trabalhar com uma melhor penetração da água durante as chuvas abundantes e controlar as ervas daninhas.

Operações interculturais e monda

As sementes plantadas por comunicação ou na linha em rugas devem ser dispersas com as mãos aos 25-30 dias após a plantação para manter uma população de plantas de cerca de 3 a 6 lakh plantas por cada hectare. As ervas daninhas devem ser controladas antes que comecem a rivalizar com a produção de suplementos e luz. Uma monda manual numa fase inicial é adequada para permitir que as plantas de ashwagandha assumam o controlo sobre o desenvolvimento das ervas daninhas. Em fases posteriores de desenvolvimento, as ervas daninhas são sufocadas pelo seu impacto de cobertura. Deve-se ter cuidado durante a monda manual para que as raízes não sejam danificadas pelo cultivador. A utilização de substâncias herbicidas é limitada para o controlo das ervas daninhas nas colheitas restaurativas, subsequentemente, as técnicas eletivas para o controlo das ervas daninhas, por exemplo, a utilização de coberturas naturais para controlar as ervas daninhas devem ser apreciadas, uma vez que restringem o desenvolvimento das ervas daninhas, bem como monitorizam a humidade da sujidade.

Gestão de pragas e doenças de insectos

As regiões que têm uma baixa frequência de insectos e doenças devem ser preferidas para o desenvolvimento de ashwagandha. A utilização de estratégias sociais apropriadas (culturas companheiras, culturas armadilha, revolução de culturas, mudança de época de plantação e separação, alimentação ajustada das plantas e sistema de água oportuno), técnicas orgânicas (parasitas, caçadores e biopesticidas) e estratégias mecânicas (armadilhas luminosas) são apreciadas para o tratamento de insectos e doenças em colheitas restauradoras. Em qualquer caso, a utilização de pesticidas compostos é adicionalmente sugerida desde que não haja outras opções e desde que haja tempo suficiente entre a aplicação e a colheita para que a substância não possa ser identificada no material vegetal restaurador. O Ashwagandha é prejudicado por insectos como o pulgão e o inseto hadda, que podem ser limitados por 2 a 3 chuveiros de Daimethoate ou salpicos de Azadirachtin a 1% e Flavanoids a 6%.

Doenças como o apodrecimento das plântulas e o flagelo foliar da alternaria são observados em certos pontos. A mortalidade das plântulas torna-se grave em condições de temperatura elevada e de humidade. As doenças podem ser limitadas pela utilização de sementes livres de infeção e pelo tratamento de sementes antes do aparecimento com Carbofuran à razão de 2-2,5 kg por hectare. O flagelo foliar da Alternaria pode ser eficazmente controlado com o banho de Mancozed (12,3%). Os biopesticidas devem ser preparados a partir de neem, chitrakmool, dhatura e xixi de vaca e regados quando necessário. A torta de neem pode igualmente ser aplicada no solo para controlar as doenças.

Colheita

Cada um dos dispositivos, suportes e sacos a serem utilizados na recolha devem ser lavados e limpos. A coleta deve ser concluída no estágio certo para garantir graus mais extremos de fixações dinâmicas e melhor qualidade. As plantas de Ashwagandha começam a florescer e a produzir produtos orgânicos a partir de dezembro. O rendimento é preparado para ser colhido em janeiro - andar de 150 a 180 dias após a plantação. O desenvolvimento da colheita é decidido quando as folhas começam a secar e os bagos se tornam vermelho-amarelados. O tamanho da raiz, a biomassa da raiz e do rebento e o teor de alcalóides foram maiores em culturas de 180 dias, o que deve ser considerado como a melhor altura de colheita da ashwagandha. A ashwagandha deve ser colhida num clima seco e não num estado de espírito de manhã cedo, quando há orvalho no chão. A colheita termina com a evacuação de toda a planta sem danificar as raízes. Na hora da ceifa deve haver humidade suficiente na terra para que as plantas possam ser simplesmente retiradas. As plantas infestantes ou qualquer material latente não devem ser recolhidos com as plantas da colheita.

Processamento pós-colheita

O manuseamento pós-recolha é normalmente a fase mais básica para decidir a natureza final do artigo. Os produtos recolhidos devem ser mantidos longe de qualquer mancha, degradação e, adicionalmente, danos em qualquer fase do manuseamento. Transportar o material vegetal recolhido para o local de manuseamento num veículo impecável e protegê-lo da intensidade e da chuva durante o transporte. O local de manuseamento deve ser perfeito e protegido da luz direta do dia, da chuva e da água de aproximação. Utilizar uma superfície imaculada, de preferência um pavimento solidificado ou um lençol de lona com bom aspeto para espalhar o material recolhido. Elimine as ervas daninhas e outros materiais acidentais e inaceitáveis. Em seguida, nessa altura, as raízes são isoladas das partes etéreas, cortando o caule 1-2 cm acima das raízes da coroa. As raízes são batidas com um taco para eliminar a terra aderente e separar as escassas e frágeis radículas paralelas. Em seguida, as raízes são lavadas e evaporadas ao sol ou em telheiro até atingirem um teor de humidade de 10-12 %. As raízes são cortadas transitoriamente em pequenos pedaços de 7-10 cm ou secas ao sol. Em seguida, nessa altura, as raízes são revistas de acordo com o pedido do vigia. As folhas e as bagas de ashwagandha são seleccionadas à mão e esmagadas independentemente para retirar as sementes. Embalar o produto num saco perfeito e seco, obviamente marcado para o garantir. Armazenar o produto num local seco e perfeito. Levantar os sacos do chão, longe das paredes e não com estrume ou pesticidas. A utilização de toxinas para roedores e a fumigação devem ser evitadas nos espaços extra.

Documentação das actividades

A documentação da multiplicidade de exercícios, desde o desenvolvimento até ao tratamento pós-colheita, deve ser continuada e mantida de forma adequada. Devem ser conservados registos de todas as acções de desenvolvimento, por exemplo, a plantação, a monda, o sistema de água, a colheita, e do tratamento pós-colheita, depois da colheita, até à arrumação, secagem, revisão, prensagem e armazenamento, com subtilezas de tempo e de tipo de movimento que aludam a uma história total e garantam o reconhecimento do resultado final.

Rendimento e economia

Numa cultura normal de um hectare em desenvolvimento comercial, podem ser obtidos cerca de 6-8 quintais de raízes secas e 50-75 kg de sementes. O desenvolvimento da produção de um hectare de ashwagandha pode custar

'10.000/ - e dá um retorno de '30.000 por cada hectare. No entanto, depende do interesse e da oferta num determinado momento.

Calendário das culturas

Atividade principal	Mês	Detalhes da atividade
Preparação do terreno	junho - julho	O campo deve ser preparado de modo a obter uma terra fina e aplicar 10-20 toneladas de estrume do pátio da exploração por hectare
Semeadura	2ª a 3ª semana de agosto.	10-12 kg de sementes por hectare, semeadas com um espaçamento de 30/15 cm entre linhas e de 10 cm entre plantas
Irrigação	novembro-dezembro	Aplicar 1-2 irrigações para salvar vidas, se necessário
Operações interculturais e monda	novembro-dezembro	O desbaste deve ser efectuado para manter a população de plantas desejada. Duas mondas manuais, a primeira aos 25-30 dias e a segunda aos 60-70 dias após a sementeira
Pulverização	Sempre que necessário	Biopesticidas à base de Neem
Colheita	janeiro-fevereiro	Quando as folhas começarem a secar e os bagos se tornarem vermelho-amarelados. Colher arrancando toda a planta
Operações pós-colheita	março	As plantas colhidas são secas ao sol durante 3-4 dias e as raízes, folhas e sementes são separadas
Classificação	março	Separar o material de qualidade inferior das raízes de boa qualidade
Documentação	Durante toda a época	Todas as actividades, desde a sementeira à colheita e ao processamento pós-colheita, devem ser documentadas

Raiz e Folha de Ashwagandha Produtos incorporados Extrudados

Choudhury et al., [92] criaram petiscos sustentados de Ashwagandha e rastrearam mais agentes de prevenção do cancro quando comparados com o controlo. O exame da cozedura por expulsão de petiscos cultivados em casa com o ciclo de cozedura habitual de artigos secos, o subsequente da cozedura por expulsão foi rastreado até à manutenção de mais misturas bioactivas. O manuseamento do agente natural de prevenção do cancro é uma região promissora que deve ser investigada para aplicação comercial.

Sumos e bebidas

A revisão foi concluída para promover uma mistura de bebida utilitária preparada para servir (RTS) utilizando Withania somnifera (Ashwagandha) e Solanum nigrum (Makoi) independentemente com laranja espremida (Citrus sinensis L.). Tanto a mistura de refrescos à base de Ashwagandha como a bebida reforçada com makoi foram rastreadas com atributos de qualidade praticamente idênticos, tanto em exemplos novos como em exemplos guardados. Os itens criados eram adequados até 90 dias quando guardados à temperatura ambiente. Os resultados foram encontrados pelo analista que o agente de prevenção do câncer rico Ashwagandha (movimento de reforço celular AFBB: 899±22,4 µmol TE/100 gms) e Solanum nigrum (ação de reforço celular MFBB: 750±21,8 µmol TE/100 gms) poderia ser efetivamente usado para promover o refresco utilitário de produtos naturais para trabalhar na natureza da nutrição no estilo de vida atual [93].

Produtos de confeitaria

Uma revisão revelou que a expansão de 0,5 por cento de pó de Withania Somnifera para shrikhand trabalhou na qualidade organoléptica e o artigo foi auto-estável e satisfatório durante 52 dias à temperatura de refrigeração [94]. Choudhury et al. promoveram o ladoo doce consolidado com pó de raiz de Ashwagandha à base de vegetais de grão e concentraram-se nas qualidades tácteis e na estrutura saudável, como gordura não refinada, fibra bruta, fibra dietética absoluta e substância mineral. Os ladoos revelaram que a variedade na extensão dos vegetais de aveia teve mais impacto nas pontuações tangíveis dos ladoos do que o grau de consolidação da raiz de Ashwagandha em pó, que era um item doce e de sabor menos áspero. O sabor da raiz de Ashwagandha em pó foi ocultado pelo sabor agradável do açúcar de cana. De acordo com a pontuação tangível, por exemplo, a adequação geral dos ladoos antagonicamente e o fusível do pó de raiz de

Ashwagandha até o grau de 5% foi satisfatório. O período de tempo do estudo de usabilidade realista demonstrou que os ladoos podem ser guardados durante 30 dias, o que é melhor consumido em 15 dias ou menos. O período de tempo de utilização realista destes ladoos pode ser adicionalmente alargado através do aumento do teor de açúcar doce e de gordura. As consequências da avaliação dietética descobriram que a suplementação com pó de raiz de Ashwagandha funcionou na saúde, bem como no período de tempo de usabilidade do item criado. O concentrado subsequentemente recomenda que a suplementação de pó de raiz de Ashwagandha pode ser utilizada com sucesso como uma fonte de expansão significativa de valor em arranjos doces para construir a gordura, fibra e essencialmente o conteúdo de micronutrientes, bem como conceder propriedades restauradoras lucrativas.

Produtos de padaria e cereais

A avaliação tangível dos artigos criados por placas semi-preparadas revelou que 1,5% do grau de fusão do pó de Withania Somnifera em pães doces e salgados e a avaliação do cliente revelou que 2,5% do grau de consolidação do pó de Withania Somnifera foi utilizado em pães doces e salgados (mistura de sorgo e farinha de trigo). O efeito posterior do produto criado foi considerado aceitável por Sowmya, [95] Narayan, [96]. De qualquer forma, a expansão do grau de 5% de pó de Ashwagandha em Namakpara, Muruku, Pappu chakalu, e até 10% em Missi roti e Chutney em pó foi adequada. Anita et al. [97], lidou com o melhoramento de alimentos práticos de base caseira utilizando pó de folhas de Ashwagandha e descobriu que o item criado tem um elevado benefício dietético quando comparado com o teste de controlo. As guloseimas à base de Ashwagandha foram a grande causa do número de partes bioactivas que ajudarão a melhorar o bem-estar geral. Indu e Awasthi, [98] examinaram e organizaram os pãezinhos integrados de cereais e leguminosas utilizando pó de raiz de Ashwagandha em várias extensões (3%, 4% e 5%) e a melhor mistura foi encontrada no grau de expansão de 5%. A revisão mostrou que os pães melhorados eram ricos em energia, minerais, fios, proteínas e melhoravam as propriedades restauradoras. O pó de raiz de Ashwagandha (2%) incluía os itens aquecidos como pão de nível e thepla e anunciava o arquivo glicémico mais baixo que, adicionalmente, deixa cair a diabetes mellitus [99].

A estimativa dos suplementos dos artigos arranjados (Cheela e Treats) mostrou que a substância proteína, gordura, fibra bruta, energia, hidratos de carbono, ferro, cálcio e ácido L-ascórbico dos artigos pré-arranjados foi expandida pela consolidação do pó de raiz restauradora com besan em cheela e com farinha de trigo refinada em treats. O teor de agentes de prevenção do cancro, por exemplo, o polifenol completo e a ação hostil ao rumor extremista foram igualmente aumentados essencialmente na cheela e nas guloseimas. À medida que o nível de consolidação das folhas de especiarias restauradoras secas se expandia, o custo dos itens arranjados diminuía [100].

Produtos lácteos

A Ashwagandha removida em estrutura fluida ou em pó pode ser incluída em produtos lácteos e dá a capacidade nutracêutica. Pawar et al., [101] concentraram-se na junção do pó de Ashwagandha, vidarikand e shatavari e descobriram as propriedades mais notáveis do agente de prevenção do cancro entre as especiarias. O ghee integrado de especiarias Arjuna foi criado pela Organização Pública de Exploração de Lacticínios (NDRI) Karnal, Índia. A utilidade do ghee criado e a segurança contra a oxidação da gordura foram vistas como melhores quando contrastadas com o ghee convencional. As propriedades restauradoras da arjuna separada são convincentes contra a infeção cardiovascular [102]. Sharma e Vigyan [103] contemplaram a withania somnifera com lactonas esteroidais, sitoindosídeos e alcalóides esteroidais, que é uma aplicação segura para levantar e o tónico caseiro mais significativo no domínio das plantas.

Benefícios para a saúde

Os resultados foram encontrados que o item com 2% de pó de raiz consolidado foi mais satisfatório. A ação da farmacologia da Withania somnifera tem sido creditada a dois withanolides principais, withaferine An e withanolide A. O pó de raiz de Ashwagandha pode ser utilizado como um fixador útil para criar alimentos de baixo registo glicémico (GI) com grandes qualidades tangíveis e também demonstrar ser sempre positivo na recuperação, bem como no bloqueio do enfraquecimento do reconhecimento da glicose, oposição à insulina e, além disso, ser um método viável para controlar os níveis de glicose. Desta forma, é um trabalho crucial para itens sólidos e nutritivos que podem ser úteis na evasão e supervisão da Diabetes Tipo II. Os pãezinhos à base de pó de raiz de Ashwagandha foram considerados mais adequados do que as bolas de Ashwagandha churan, enquanto a bebida adicionada de pó de raiz de Ashwagandha foi muito pouco satisfatória. Os itens de estima adicionados pelo pó de raiz de Ashwagandha foram mais adequados.

Subsequentemente, há uma necessidade de normalizar e promover mais resultados de valor acrescentado do pó de raiz de Ashwagandha com base desta forma, como para promover os seus impactos úteis para o bem-estar, com base no facto de que, independentemente de ter um valor útil extraordinário, Ashwagandha não pode ser consumido nesse estado de espírito devido ao seu sabor severo [104].

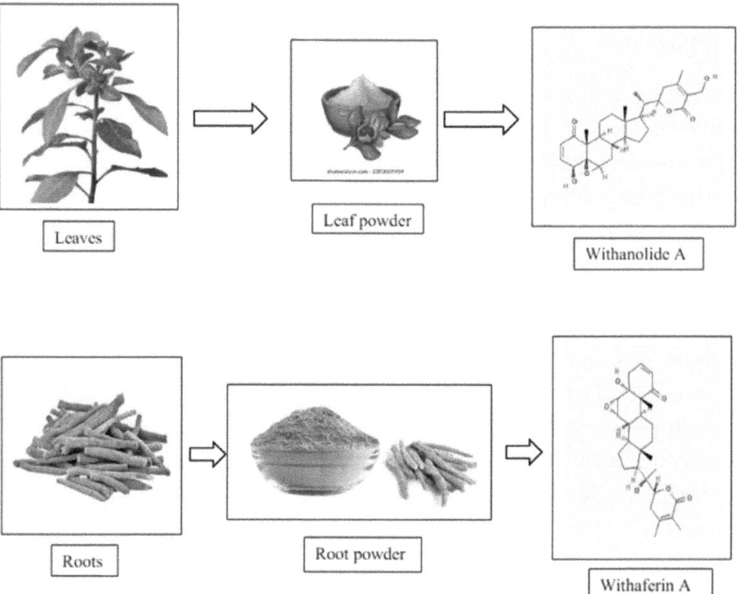

Figura 7: Planta de Ashwagandha e seus componentes Withaferin A e Withanolide A

A. Estudo do pó

As bases subjacentes da planta, secas à sombra, foram pulverizadas e passadas por um coador 60# e utilizadas para a perceção dos caracteres microscópicos. A droga em pó foi tratada independentemente com cloroglucinol: corrosivo clorídrico (1:1), lactofenol e resposta de iodo para decidir a presença de células lignificadas, pedras preciosas de oxalato de cálcio e grãos de amido individualmente [105].

B. Avaliação dos parâmetros de controlo da qualidade da matéria-prima (extrato)

(a) Parâmetros organolépticos

Foram efectuados parâmetros organolépticos como a cor, o odor e o sabor de todos os extractos.

(b) Parâmetros físico-químicos

Os parâmetros físico-químicos como a perda por secagem, o valor das cinzas (cinzas totais, cinzas insolúveis em ácido e cinzas solúveis em água) e a matéria extractiva (extrato solúvel em álcool e extrato solúvel em água) foram determinados de acordo com as directrizes da OMS, 2002.

(c) Determinação do Ph

O valor do pH de uma resposta foi resolvido potenciometricamente através de um terminal de vidro, um cátodo de referência e um medidor de pH computorizado. O medidor de pH foi utilizado de acordo com as instruções do fabricante. Em primeiro lugar, o conjunto mecânico foi ajustado utilizando uma almofada de pH 4, 9 e 7. Tomou-se 1 g de pó separado e decompôs-se em 100 ml de água desmineralizada. Os terminais foram submergidos no dispositivo e o pH foi calculado.

(d) Avaliação fitoquímica qualitativa

Foram efectuados testes químicos qualitativos para identificar os vários fitoconstituintes presentes em vários extractos e no pó da cápsula.

(1) Testes para alcalóides Os testes para alcalóides foram completados utilizando o teste de Mayer, o teste de Dragendroff, o teste de Wagner e o teste de Hager.

(2) Testes para Glicosídeos Teste geral: Concentrar 200 mg do medicamento utilizando 5 ml de corrosivo sulfúrico fraco (10%) e borbulhar num chuveiro de água. Após a borbulhagem, adicionar um volume de água equivalente ao volume de NaOH utilizado no teste anterior. Adicionar 0,1 ml de An e B de Fehling até à solubilização (o tornassol vermelho passa a azul) e intensidade no duche de água durante dois minutos. Observar a forma de estímulo vermelho que se dirige ao glicosídeo após a hidrólise corrosiva.

(3) Testes para flavonóides O teste de Shinoda foi utilizado para a identificação de flavonóides.

(4) Teste de saponinas Teste de formação de espuma: O medicamento exemplo foi agitado entusiasticamente com água refinada e foi permitido representar 10 minutos. Uma espuma estável com mais de 1,5 cm demonstra a presença de saponina.

(5) Teste de taninos com FeCl3: O concentrado aquoso do medicamento exemplo foi tratado com FeCl3 alcoólico. A tonalidade azul revela a presença de taninos. Com derivação de ácido acético de chumbo: No arranjo de derivação de ácido acético com chumbo a 5%, os taninos dão um estímulo que se torna vermelho com a expansão do arranjo de KOH.

(6) Testes para esteróis e triterpenóides Os testes de Libermann-Burchard e Salkowski foram utilizados para o reconhecimento de esteróis e triterpenóides.

(7) Testes para proteínas O teste de Biureto foi utilizado para a identificação de proteínas.

(8) Testes para a deteção de hidratos de carbono O teste de Molisch foi utilizado para a deteção de açúcares.

(e) Estimativa do alcaloide total no extrato de raiz de Ashwagandha

Tomou-se 3gm do exemplo, medidos com exatidão. Adicionou-se ao exemplo 5 ml de álcali e agitou-se durante algum tempo, depois adicionou-se uma combinação de 75 ml de éter e 25 ml de licor. Esta mistura foi agitada de forma consistente durante 60 minutos. O preparado foi peneirado no separador através de um tampão de algodão. A acumulação foi lavada do copo cónico com uma combinação de 75 ml de éter e 25 ml de licor. O arranjo completo foi extricado com 25 ml de corrosivo sulfúrico enfraquecido. Em seguida, foi extraído com uma combinação de 25 ml de corrosivo sulfúrico fraco, 55 ml de água refinada e 20 ml de etanol. Recolheu-se toda a camada corrosiva e lavou-se com 25 ml de clorofórmio. A camada corrosiva foi recolhida e tornada antiácida com álcali. Removê-la com clorofórmio (25x4). Lavagem com água e clorofórmio (20 ml). A camada de clorofórmio é separada num recipiente pesado e desaparece até à secura [106].

Características morfológicas

A Withania é um pequeno ou médio arbusto rasteiro, com 30-150cm de altura, ereto, acinzentado, que se estende até ao fim, com sérias áreas de força e com cheiro a urina de pónei. Withania somnifera é um pequeno arbusto de 1m a 2m de diâmetro. Praticamente toda a planta é coberta e circundada por pêlos excecionalmente curtos, pequenos, finos, estendidos e de variedade prateada. Os caules da Withania são de cor bronzeada e erectos, por vezes as folhas estão ausentes ou menos na parte inferior do caule. As folhas são de outra forma (inversa nos rebentos floridos), direitas, com bordos ligeiramente ondulados, limitadas aos pecíolos de 5-20mm de comprimento, regularmente aplaudidas ou elípticas, com 29-80mm de comprimento e 21-50mm de expansão. É, em geral, aludida como estrelado-tomentosa, acinzentada, sob arbusto de 30-150cm de altura com longas raízes tuberosas lenhosas. As flores são, em geral, pequenas, esverdeadas, axilares, monóicas ou sexualmente abertas e únicas ou em cimas quase não floridas. As sementes são geralmente numerosas, discóides, reniformes e amarelas. A quantidade de cromossomas é 2n = 48 [107,108]

A corola é de 5 lóbulos, constritamente campanulada, com 5-8 mm de comprimento e de cor amarela clara a verde-amarelada. O produto natural Ashwagandha é geralmente uma baga redonda e lisa, com 5-8 mm de diâmetro, de cor laranja-avermelhada a vermelha em estado rasgado e é envolvida pelo cálice alargado. Uma grande parte das sementes é extremamente castanha pálida, com 2,5 mm de diâmetro, nalguns casos moldada em forma de rim e prensada com uma superfície desagradável e com uma superfície gotosa. Em Withania, a época de floração é maioritariamente de outubro a junho, enquanto que a época de frutificação é, regra geral, de outubro a julho. A Withania somnifera pode ser reconhecida pelo produto natural vermelho envolto pelo cálice terroso, papeleiro e inchado. Os colectores referiram-na como um arbusto de cheiro horrível, com raízes de cheiro sólido e, de igual modo, descreveram que as folhas têm áreas de força sérias para um tomate verde [109,110]

Efeitos secundários inesperados do ASHWAGANDHA [111]

> ➤ Nível de hormonas da tiroide
> ➤ Diminui o nível de açúcar no sangue
> ➤ Nocivo durante a gravidez e
> ➤ Amamentação
> ➤ Sonolência ou sono
> ➤ Úlcera de estômago
> ➤ Nível de tensão arterial
> ➤ Doenças auto-imunes
> ➤ Problemas gastrointestinais
> ➤ Febre
> ➤ Reacções alérgicas

➢ Cirurgia

Que doenças são curadas pelo Ashwagandha? [112]

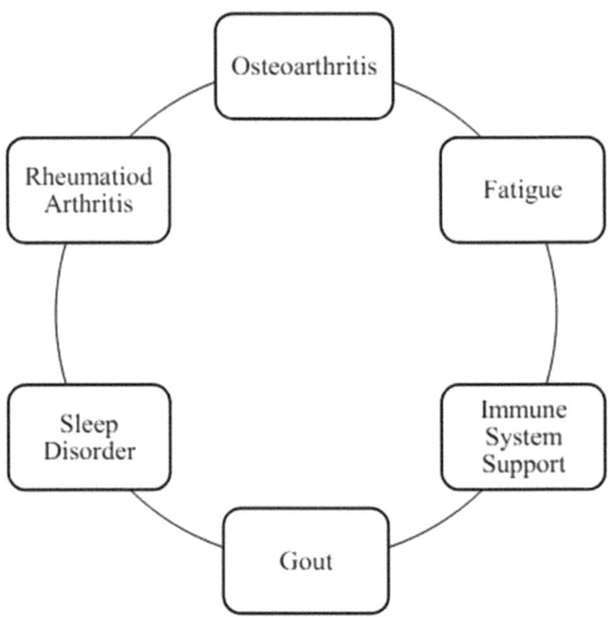

Benefícios do Ashwagandha [113]

➢ Ajuda a reduzir os níveis de açúcar no sangue
➢ Reforçar a imunidade
➢ Melhora a saúde dos ossos
➢ Ajuda a reduzir a ansiedade e o stress
➢ Diminui o cortisol
➢ Ajuda a combater o cancro
➢ Melhorar a função da tiroide
➢ Aumenta a força muscular

Resumo

A visão geral da escrita revelou que a WS é uma fonte significativa de numerosos compostos sintéticos significativos do ponto de vista farmacológico e restaurativo, por exemplo, withaferins, sitoindosides e diferentes alcalóides valiosos. Na variedade indiana, foram contabilizados treze alcalóides positivos de Dragendroff. Os withanolides são os mais procurados através de constituintes compostos de WS e até à data cerca de 138 withanolides com cadeia lateral β e α foram contabilizados separados de diferentes amino corrosivos e outros constituintes típicos da planta. Além disso, a planta tem sido geralmente lida por seus diferentes exercícios farmacológicos, como agente de prevenção do câncer, ansiolítico, adaptógeno, melhora da memória, antiparkinsoniano, contra-agente, mitigação, propriedades antitumorais. Além disso, foram contemplados diferentes impactos como imunomodulação, hipolipidémico, antibacteriano, garantia cardiovascular, modo de comportamento sexual, resistência e confiança. Embora os resultados deste estudo sejam muito encorajadores para a utilização do WS como um especialista restaurador multi-razão, existem agora alguns impedimentos na escrita em curso. Embora a WS tenha sido utilizada eficazmente na medicação ayurvédica durante bastante tempo, devem ser efectuados mais estudos clínicos preliminares para ajudar à sua utilização terapêutica. É igualmente essencial perceber que os concentrados de WS podem ser poderosos na separação, mas podem realmente ter um impacto de ajuste quando administrados em mistura com diferentes especiarias ou medicamentos.

REFERÊNCIAS
1. Umadevi M, Rajeswari R, Rahale CS, Selvavenkadesh S, Pushpa R, Kumar KPS, Bhowmik D (2012) Usos tradicionais e medicinais de Withania somnifera. Pharm Innov 1(9):102-110
2. Misra L, Mishra P, Pandey A, Sangwan RS, Sangwan NS, Tuli R (2008) Withanolides from Withania somnifera roots. Phytochemistry 69(4):1000-1004
3. Atal C, Schwarting AE (1961) Ashwagandha- an ancient Indian drug. Econ Bot 15(3):256-263
4. Osman M, Wafaa A, Nadia E, Amany A, Doa E (2012) Potencial papel da Withania somnifera no cancro da mama humano. Nat Sci 10(11):53-59
5. Kokate CK, Purohit AP, Gokhale SB (1996) Pharmacognosy, 4th edn. Nirali Prakashan, Pune, pp 624-629

6. Umadevi M, Rajeswari R, Rahale CS, Selvavenkadesh S, Pushpa R, Kumar KPS, Bhowmik D (2012) Usos tradicionais e medicinais de Withania somnifera. Pharm Innov 1(9):102-110

7. Rao R, Rajput DK, Nagaraju G, Adinarayana G (2012) Oportunidades e desafios no cultivo de Ashwagandha (Withania somnifera (L.) Dunal). J Pharmacogn 3(2):88-89

8. Singh BK, Gahoi R, Sonkar A (2010a) Avaliação da qualidade e rastreio fitoquímico de uma região selecionada de Withania somnifera Dunal. Int J Pharm Sci Res 1(7):73-77

9. Nasreen S, Radha R (2011) Avaliação da qualidade do perfil farmacognóstico e fitofísico-químico de Withania somnifera Dunal (Solanaceae). Int J Pharm Pharm Sci 3(2):152-155

10. Alam N, Hossain M, Khalil MI, Moniruzzaman M, Sulaiman SA, Gan SH (2011) Concentrações elevadas de catequina detectadas em Withania somnifera (Ashwagandha) por análise de cromatografia líquida de alta eficiência. BMC Complement Altern Med 11(1):65

11. Kumar A, Kaul MK, Bhan MK, Khanna PK, Suri KA (2007) Variação morfológica e química em 25 colecções da planta medicinal indiana Withania somnifera (L.) Dunal (Solanaceae). Genet Resour Crop Evol 54(3):655-660

12. Srivastava A, Gupta AK, Shanker K, Gupta MM, Mishra R, Lal RK (2018) Variabilidade genética, associações e análise de caminho de [Withania somnifera (L.) Dunal] química e morfológica para a seleção de genótipos de maior rendimento. J Ginseng Res 42(2):158-164

13. Grandhi A, Mujumdar AM, Patwardhan B (1994) A comparative pharmacological investigation of Ashwagandha and Ginseng. J Ethnopharmacol 44(3):131-135

14. Singh P, Guleri R, Singh V, Kaur G, Kataria H, Singh B, Kaur G, Kaul SC, Wadhwa R, Pati PK (2015) Intervenções biotecnológicas em Withania somnifera (L.) Dunal. Biotechnol Genet Eng Rev 1(1-2):1-20

15. Alam N, Hossain M, Khalil MI, Moniruzzaman M, Sulaiman SA, Gan SH (2011) Concentrações elevadas de catequina detectadas em Withania somnifera (Ashwagandha) por análise de cromatografia líquida de alta eficiência. BMC Complement Altern Med 11(1):65

16. Misra L, Mishra P, Pandey A, Sangwan RS, Sangwan NS, Tuli R (2008) Withanolides from Withania somnifera roots. Phytochemistry 69(4):1000-1004

17.Sharma P, Padh H, Shrivastava N (2013a) Hairy root cultures: a suitable biological system for studying secondary metabolic pathways in plants. Eng Life Sci 13(1):62-75

18.Sharma RA, Goswami M, Yadav A (2013b) Rastreio GC-MS de alcalóides de -Withania somnifera. L. in vivo e in vitro. Ind J Appl Res 3(8):43

19.Misra L, Mishra P, Pandey A, Sangwan RS, Sangwan NS (2012) 1,4-Dioxano e derivados de ergosterol de raízes de Withania somnifera. J Asian Nat Prod Res 14(1):39-45

20.Chaurasiya ND, Uniyal GC, Lal P, Misra L, Sangwan NS, Tuli R, Sangwan RS (2008) Análise de withanolides na raiz e na folha de Withania somnifera por HPLC com matriz de fotodíodos e deteção por dispersão de luz evaporativa. Phytochem Anal 19(2):148-154

21.Misra L, Mishra P, Pandey A, Sangwan RS, Sangwan NS, Tuli R (2008) Withanolides from Withania somnifera roots. Phytochemistry 69(4):1000-1004

22.Bhattacharya SK, Goel RK, Kaur R, Ghosal S (1987) Anti - stress activity of sitoindosides VII and VIII, new acylsterylglucosides from Withania somnifera. Investigação Fitoterapêutica 1(1):32-37

23.Zhao J, Nakamura N, Hattori M, Kuboyama T, Tohda C, Komatsu K (2002) Derivados de withanolida das raízes de Withania somnifera e suas actividades de crescimento de neurites. Chem Pharm Bull 50(6):760-765

24.Singh BK, Gahoi R, Sonkar A (2010a) Avaliação da qualidade e rastreio fitoquímico de uma região selecionada de Withania somnifera Dunal. Int J Pharm Sci Res 1(7):73-77

25.Singh SP, Tanwer BS, Khan M (2010b) Potencial antifúngico de Ashwagandha contra alguns fungos patogénicos. Int J Biopharm 1(2):72-74

26.Nema R, Khare S, Jain P, Pradhan A (2013) Atividade anticancerígena do composto de flavonóides de Withania somnifera (folhas). Int J Pharm Sci Rev Res 9(1):103-106

27.Bashir HS, Mohammed AM, Magsoud AS, Shaoub AM (2013) Isolamento de três flavonóides das folhas de Withania somnifera (Solanaceae) e suas actividades antimicrobianas. JFPI 2(5):39-45

28.Jayaprakasam B, Nair MG (2003) Withanolides inibidores da ciclogenase-2 das folhas de Withania somnifera. Tetrahedron 59(6):841-849

29.Pramanick S, Roy A, Ghosh S, Majumder HK, Mukhopadhyay S (2008) Withanolide Z, a new chlorinated withanolide from Withania somnifera. Planta Med 74(14):1745-1748

30. Tong X, Zhang H, Timmermann BN (2011) Withanolides clorados de Withania somnifera. Phytochem Lett 4(4):411-414

31. Bhatia A, Bharti SK, Tewari SK, Sidhu OP, Roy R (2013) Perfil metabólico para estudar variações de quimiotipo em frutos de Withania somnifera (L.) Dunal usando GC-MS e espetroscopia NMR. Fitoquímica 93:105-115

32. Lal P, Misra L, Sangwan RS, Tuli R (2006) New withanolides from fresh berries of Withania somnifera. Z Natur für sch 61(9):1143-1147

33. Abou-Douh AM (2002) New withanolides and other constituents from the fruit of Withania somnifera. Arch Pharm 335(6):267-276

34. Bhatia A, Bharti SK, Tewari SK, Sidhu OP, Roy R (2013) Perfil metabólico para estudar variações de quimiotipo em frutos de Withania somnifera (L.) Dunal usando GC-MS e espetroscopia NMR. Fitoquímica 93:105-115

35. Chaurasiya ND, Uniyal GC, Lal P, Misra L, Sangwan NS, Tuli R, Sangwan RS (2008) Análise de withanolides na raiz e na folha de Withania somnifera por HPLC com matriz de fotodíodos e deteção por dispersão de luz evaporativa. Phytochem Anal 19(2):148-154

36. Lal P, Misra L, Sangwan RS, Tuli R (2006) New withanolides from fresh berries of Withania somnifera. Z Natur für sch 61(9):1143-1147

37. Jayaprakasam B, Strasburg GA, Nair MG (2004) Potentes inibidores da peroxidação lipídica dos frutos de Withania somnifera. Tetrahedron 60(13):3109-3121

38. Ali M, Shuaib M, Ansari SH (1997) Withanolides from the stem bark of Withania somnifera. Phytochemistry 44(6):1163-1168

39. S.K. Bhattacharya, K.S. Satyan, A. Chakrabarti. Effect of Trasina, an Ayurvedic herbal formulation, on pancreatic islet superoxide dismutase activity in hyperglycaemic rats. Indian J. Exp. Biol. 35(3): 297-299 (1997).

40. J.N. Dhuley. Efeito da ashwagandha na peroxidação lipídica em animais induzidos por stress. J. Ethnopharmacol. 60(2): 173-178 (1998).

41. A. Bhattacharya, M. Ramanathan, S. Ghosal, S.K. Bhattacharya. Efeito dos glicowitanolídeos de Withania somnifera na hepatotoxicidade induzida pelo ferro em ratos. Phytother. Res. 14(7): 568-570 (2000).

42. S.K. Bhattacharya, A. Bhattacharya, K. Sairam, S. Ghosal. Anxiolytic-antidepressant activity of Withania somnifera

glycowithanolides: an experimental study. Phytomedicine 7(6): 463-469 (2000).

43. S.K. Bhattacharya, A.V. Muruganandam. Adaptogenic activity of Withania somnifera: an experimental study using a rat model of chronic stress. Pharmacol. Biochem. Behav. 75(3): 547-555 (2003).

44. M. Bhatnagar, S.S. Sisodia, R. Bhatnagar. Atividade Antiulcerosa e Antioxidante de Asparagus racemosus WILLD e Withania somnifera DUNAL em Ratos. Ann. N. Y. Acad. Sci. 1056: 261-278 (2005).

45. A. Bhattacharya, A.V. Muruganandam, V. Kumar, S.K. Bhattacharya. Effect of poly herbal formulation, EuMil, on neurochemical perturbations induced by chronic stress. Indian J. Exp. Biol. 40(10): 1161-1163 (2002).

46. R. Schliebs, A. Liebmann, S.K. Bhattacharya, A. Kumar, S. Ghosal, V. Bigl. Systemic administration of defined extracts from Withania somnifera (Indian Ginseng) and Shilajit differentially affects cholinergic but not glutamatergic and GABAergic markers in rat brain. Neurochem. Int. 30(2): 181-190 (1997).

47. J. Zhao, N. Nakamura, M. Hattori, T. Kuboyama, C. Tohda, K. Komatsu. Derivados de Withanolide das raízes de Withania somnifera e suas actividades de crescimento de neurites. Chem. Pharm. Bull. (Tóquio) 50(6): 760-765 (2002).

48. P.S. Naidu, A. Singh, S.K. Kulkarni. Efeito do extrato de raiz de Withania somnifera na discinesia orofacial induzida pela reserpina e na disfunção cognitiva. Phytother. Res. 20(2): 140-146 (2006).

49. J.N. Dhuley. Efeito nootrópico da ashwagandha (Withania somnifera L.) em ratos. Phytother. Res. 15(6): 524-528 (2001).

50. A. Kumar, S.K. Kulkarni. Effect of BR-16A (Mentat), a polyherbal formulation on drug-induced catalepsy in mice. Indian J. Exp. Biol. 44(1): 45-48 (2006).

51. M. Ahmad, S. Saleem, A.S. Ahmad, M.A. Ansari, S. Yousuf, M.N. Hoda, F. Islam. Efeitos neuroprotectores da Withania somnifera no parkinsonismo induzido por 6-hidroxidopamina em ratos. Hum. Exp. Toxicol. 24(3): 137-147 (2005).

52. P.S. Naidu, A. Singh, S.K. Kulkarni. Effect of Withania somnifera root extract on haloperidol-induced orofacial dyskinesia: possible mechanisms of action. J. Med. Food 6(2): 107-114 (2003).

53. S.K. Bhattacharya, D. Bhattacharya, K. Sairam, S. Ghosal. Effect of Withania somnifera glycowithanolides on a rat model of tardive dyskinesia. Phytomedicine 9(2): 167-170 (2002).

54. D.K. Machiah, K.S. Girish, T.V. Gowda. Uma glicoproteína de uma planta medicinal popular, Withania somnifera, inibe a atividade da

hialuronidase dos venenos de serpentes. Comp. Biochem. Physiol. C. Toxicol. Pharmacol. 143(2): 158-161 (2006).

55. S. Lizano, G. Domont, J. Perales. Proteínas naturais inibidoras da miotoxina fosfolipase A(2) de serpentes, mamíferos e plantas. Toxicon 42(8): 963-977 (2003).

56. K. Anbalagan, J. Sadique. Influência de um medicamento indiano (Ashwagandha) nos reactores de fase aguda na inflamação. Indian J. Exp. Biol. 19(3): 245-249 (1981).

57. K. Anbalagan, J. Sadique. Role of prostaglandins in acute phase proteins in inflammation. Biochem. Med. 31: 236-245 (1984).

58. V.H. Begum, J. Sadique. Efeito de Withania somnifera na síntese de glicosaminoglicanos em granuloma de bolsa de ar induzido por carragenina. Biochem. Med. Metab. Biol. 38(3): 272-277 (1987).

59. V.H. Begum, J. Sadique. Efeito a longo prazo do medicamento à base de plantas Withania somnifera na artrite induzida por adjuvante em ratos. Indian J. Exp. Biol. 26(11): 877-882 (1988).

60. M.K. Al-Hindawi, S.H. Al-Khafaji, M.H. Abdul-Nabi. Atividade anti-granuloma da Withania somnifera iraquiana. J. Ethnopharmacol. 37(2): 113-116 (1992).

61. R.R. Kulkarni, P.S. Patki, V.P. Jog, S.G. Gandage, B. Patwardhan. Treatment of osteoarthritis with a herbomineral formulation: a double-blind, placebo-controlled, cross-over study. J. Ethnopharmacol. 33(1-2): 91-95 (1991).

62. S. Somasundaram, J. Sadique, A. Subramoniam. Influence of extra-intestinal inflammation on the in vitro absorption of 14C-glucose and the effects of antiinflammatory drugs in the jejunum of rats. Clin. Exp. Pharmacol. Physiol. 10(2): 147- 152 (1983).

63. S. Somasundaram, J. Sadique, A. Subramoniam. In vitro absorption of [14C]leucine during inflammation and the effect of anti-inflammatory drugs in the jejunum of rats. Biochem. Med. 29(2): 259-264 (1983).

64. L. Davis, G. Kuttan. Efeito da Withania somnifera nas respostas imunitárias mediadas por células em ratos. J. Exp. Clin. Cancer Res. 21(4): 585-590 (2002).

65. T. Iuvone, G. Esposito, F. Capasso, A. Izzo. Indução da expressão de óxido nítrico sintase por Withania somnifera em macrófagos. Life Sci. 72(14): 1617-1625 (2003).

66. M. Ziauddin, N. Phansalkar, P. Patki, S. Diwanay, B. Patwardhan. Estudos sobre os efeitos imunomoduladores da ashwagandha. J. Ethnopharmacol. 50(2): 69-76 (1996).

67. J.N. Dhuley. Effect of some Indian herbs on macrophage functions in ochratoxin A treated mice. J. Ethnopharmacol. 58(1): 15-20 (1997).

68.M. Rasool, P. Varalakshmi. Papel imunomodulador do pó de raiz de Withania somnifera na inflamação experimental induzida: Um estudo in vivo e in vitro. Vascul. Pharmacol. 44(6): 406-410 (2006).

69. M. Gautam, S.S. Diwanay, S. Gairola, Y.S. Shinde, S.S. Jadhav, B. Patwardhan. Modulação da resposta imune à vacina DPT por extrato aquoso de Withania somnifera em sistema experimental. Int. Immunopharmacol. 4(6): 841-849 (2004).

70. L. Davis, G. Kuttan. Atividade imunomoduladora de Withania somnifera. J. Ethnopharmacol. 71(1-2): 193-200 (2000).

71.J. Prakash, S.K. Gupta, A.K. Dinda. O extrato de raiz de Withania somnifera previne o carcinoma de células escamosas da pele induzido por DMBA em ratos albinos suíços. Nutr. Cancer 42(1): 91-97 (2002).

72.B. Jayaprakasam, Y. Zhang, N. Seeram, M. Nair. Inibição do crescimento de linhas de células tumorais por withanolides de folhas de Withania somnifera. Life Sci. 74(1): 125-132 (2003).

73.N. Singh, S.P. Singh, R. Nath. Prevenção de adenomas pulmonares induzidos por uretano por Withania somnifera (L.) Dunal em ratos albinos. Int. J. Crude Drug Res. 24: 90-100 (1986).

74. H. Ichikawa, Y. Takada, S. Shishodia, B. Jayaprakasam, M.G. Nair, B.B. Aggarwal. Withanolides potenciar a apoptose, inibir a invasão e abolir a osteoclastogénese através da supressão da ativação do fator nuclear-kappaB (NF-kappaB) e da expressão de genes regulados por NFkappaB. Mol. Cancer Ther. 5(6): 1434-1445 (2006).

75. R. Mathur, S.K. Gupta, N. Singh, S. Mathur, V. Kochupillai, T. Velpandian. Avaliação do efeito dos extractos de raiz de Withania somnifera no ciclo celular e na angiogénese. J. Ethnopharmacol. 105(3): 336-341 (2006).

76. P. Senthilnathan, R. Padmavathi, S.M. Banu, D. Sakthisekaran. Reforço do efeito antitumoral do paclitaxel em combinação com o imunomodulador Withania somnifera no cancro do pulmão experimental induzido por benzo(a)pireno. Chem. Biol. Interact. 159(3): 180-185 (2006).

77.A.J. Christina, D.G. Joseph, M. Packialakshmi, R. Kothai, S.J. Robert, N. Chidambaranathan, M. Ramasamy. Atividade anticarcinogénica de Withania somnifera Dunal contra o linfoma ascítico de Dalton. J. Ethnopharmacol. 93(2-3): 359-361 (2004).

78.Y.K. Gupta, S.S. Sharma, K. Rai, C.K. Katiyar. Reversão da neutropenia induzida por paclitaxel por Withania somnifera em ratos. Indian J. Physiol. Pharmacol. 45(2): 253-257 (2001).

79.N.P. Visavadiya, A.V. Narasimhacharya. Efeitos hipocolesterémicos e antioxidantes de Withania somnifera (Dunal) em ratos hipercolesterolémicos. Phytomedicine 2006 (no prelo).

80. S. Hemalatha, A. K. Wahi, P.N. Singh, J.P. Chansouria. Atividade hipolipidémica do extrato aquoso de Withania coagulans Dunal em ratos albinos. Phytother. Res. 20(7): 614-617 (2006).

81.B. Andallu, B. Radhika. Efeito hipoglicémico, diurético e hipocolesterolémico da raiz da cereja de inverno (Withania somnifera, Dunal). Indian J. Exp. Biol. 38(6): 607-609 (2000).

82. I. Ilayperuma, W.D. Ratnasooriya, T.R. Weerasooriya. Efeito do extrato de raiz de Withania somnifera no comportamento sexual de ratos machos. Asian J. Androl. 4(4): 295-298 (2002).

83. M. Owais, K.S. Sharad, A. Shehbaz, M. Saleemuddin. Eficácia antibacteriana de Withania somnifera (ashwagandha) uma planta medicinal indígena contra a salmonelose murina experimental. Phytomedicine 12(3): 229-235 (2005).

84. S. Arora, S. Dhillon, G. Rani, A. Nagapal. As actividades antibacterianas/sinérgicas in vitro dos extractos de Withania somnifera. Fitoterapia 75(3-4): 385-388 (2004).

85.C.L. Malhotra, P.K. Das, N.S. Dhalla, K. Prasad. Estudos sobre Withania ashwagandha, Kaul. III. O efeito dos alcalóides totais no sistema cardiovascular e na respiração. Indian J. Med. Res. 49: 448-460 (1981).

86. I. Mohanty, D.S. Arya, A. Dinda, K.K. Talwar, S. Joshi, S.K. Gupta. Mechanisms of cardioprotective effect of Withania somnifera in experimentally induced myocardial infarction. Basic Clin. Pharmacol. Toxicol. 94(4): 184-190 (2004).

87.S.K. Kulkarni, A. Verma. Prevenção do desenvolvimento de tolerância e dependência de opiáceos em ratos por BR-16A (Mentat ®), uma preparação psicotrópica à base de plantas. Indian J. Exp. Biol. 30: 885-888 (1992).

88. S.K. Kulkarni, A. Verma. Protective effect of Mentat (BR-16A) a herbal preparation, on alcohol abstinence-induced anxiety and convulsions. Indian J. Exp. Biol. 31: 435- 439 (1993).

89.S.K. Kulkarni, A. Sharma. Reversão da hiperatividade induzida pela retirada do diazepam em ratos por BR-16A (Mentat), uma preparação à base de plantas. Indian J. Exp. Biol. 32: 886-888 (1994).

90. S.K. Kulkarni, I. Ninan. Inibição da tolerância e dependência da morfina por Withania somnifera em ratos. J. Ethnopharmacol. 57(3): 213-217 (1997)

91. Dr. Jitendra Kumar, Diretor, ICAR - Direção de Investigação de Plantas Medicinais e Aromáticas, Boriavi, Anand - 387 310, Gujarat, Índia

92. Choudhury, M. H., Chakraborty, R., Chaudhuri, U. R. Otimização do Processo de Extrusão de Parafuso Duplo para a Produção de Snack a partir de Aswagandha (Withania sominifera), Arroz (Oryza sativa) e Chapra (Fenneropenaeus indicus) para Efeito Antioxidante. British Journal of Applied Science & Technology. 21, 4(9), março de 2014, 1334.

93. Jairajpuri, D.S. e Saqib, Q. Fortificação de sumo de laranja com extrato de Withania somnifera e Solanum nigrum - uma potencial bebida de fruta funcional e avaliação da sua qualidade. Jornal Paquistanês de Ciências Alimentares. 25, 2, 2012, pp. 58-65.

94. Sreenivas, K. N., Davuddin, M. D., Dharanikumar, M., Banakar e Rajakumar. Avanços recentes no desenvolvimento de alimentos lácteos à base de ervas. Revista Internacional de Investigação Científica Recente, 8, 3, 2017, pp. 15830-15833.

95. Sowmya, C. H. "Formulação e avaliação de biscoitos de ervas à base de painço". Tese de doutoramento, Universidade Agrícola Acharya Ng Ranga, 2011.

96. Narayan, M. Utilização do pó de raiz de Ashwagandha (Withania somnifera) na formulação de alimentos saudáveis. Diss. Universidade Agrícola Acharya Ng Ranga, Rajendranagar, Hyderabad, 2007.

97. Anita, S., Moniha, D., Sundararajan, P., Narasimman, S. e Bharath, G. Formulação de biscoitos de ervas à base de withania somnifera usando metodologia de superfície de resposta, International Research Journal of Pharmacy, 8, 6, 2017, pp. 100-108.

98. Indu, P. C. e Awasthi, P. Desenvolvimento e avaliação de ladoo à base de leguminosas de cereais suplementado com Ashwagandha (Withania somnifera). The Pharma Innovation Journal. 7, 7, 2018, pp. 358-362.

99. Chaturvedi, N., Raj, N. and Agarwal, A. Value added Indian flat breads with Ashwagandha and its glycemic response among normal healthy subjects. Asian Journal of Dairy & Food Research. 1, 37(1), março de 2018.

100. Kumari, S. and Gupta, A. Nutritional composition of dehydrated ashwagandha, shatavari, and ginger root powder. Jornal Internacional de Ciência Doméstica. 2, 68-70, 2016.

101. Pawar, N., Gandhi, K. e Purohit, A. Effect of added herb extracts on oxidative stability of ghee (butter oil) during accelerated oxidation condition. Journal of Food Science Technology. 51, 10, 2014, pp. 2727-2733.

102. Bhatnagar, M., Sisodiya, S. S. e Bhatnagar, R. Antiulcer and antioxidant activity ofAsparagus racemosus Wild and Withania somnifera Dunal in rats. Annals of the New York Acad Sci, 1056, 2005, pp. 261-270.

103. Sharma, P. V. Dravyaguna, V. e Chowkambha Sanskrit Sansthan. 2ª ed. Índia: Academia Chaukhambha Bharti, 1998. pp. 120-123.

104. Singh, N., Pande, R., Singh, N., Malhotra, S. R. e Satyabhama, Utilização de Ashwagandha (withania somnifera) para o desenvolvimento de produtos de valor acrescentado. Asian Journal of Dairy & Food Research, 1, 33 (3), setembro de 2104, pp. 221-225.

105. Khandelwal KR. (2005). Farmacognosia prática: técnicas e experiências, Índia: Nirali Prakashan, 30-35, 146-147.

106. Anónimo. (1996). Indian Pharmacopoeia, Vol. II, Governo da Índia, Ministério da Saúde e do Bem-Estar Familiar, Nova Deli, A-81-83, 95, 736.

107. Schonbeck-Temesy E; In Flora Iranica; Rechinger K H Ed e Akademische Druck-u 1972 Verlagsanstalt: Graz, Áustria, 1972; Nº 100 pp 26-29

108. Hepper F N; Hawkes J G; Lester R N; Nee M e Estrada E 1991 In Solanaceae III: taxonomy, chemistry, evolution; Eds.; Royal Botanic Gardens, Kew: UK. Pp 211-227

109. Mozaffarian V 2003 Trees and shrubs of Iran (Árvores e arbustos do Irão); Farhange Moaser: Teerão, Irão. Pp 874-877

110. Mirjalili M H; Mayano E; Mercedes B e Cusido R M 2009 PalazÓn. Lactonas esteroidais de Withania somnifera, uma planta antiga para novos medicamentos. Mol 2009; 14: 2373-2393

111. https://images.app.goo.gl/UVkNppYG87SS81rE8

112. https://images.app.goo.gl/wpSgwhjyxzyUD14M8

113. https://images.app.goo.gl/NET9L9FnoAnZpSor8

Índice

INTRODUÇÃO 3

FARMACOLOGIA...11

Cultivo e recolha [91]...25

Raiz e Folha de Ashwagandha Produtos incorporados...........33

REFERÊNCIAS 41

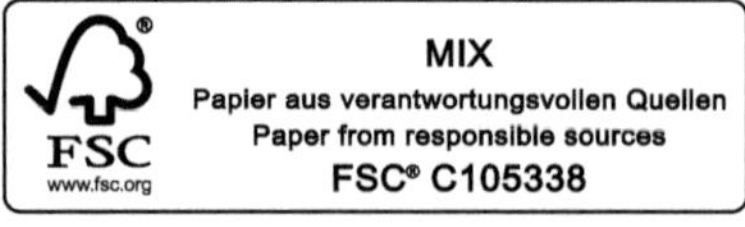

Printed by Books on Demand GmbH, Norderstedt / Germany